幼儿教育“岗课赛证融通”微课版系列教材

Daily Life Care for Young Children

幼儿生活照护

主　编　马进春　葛静霞　唐红霞
副主编　蒋瑶瑶　张　薇　王营营
参　编　王百灵　吴业玲

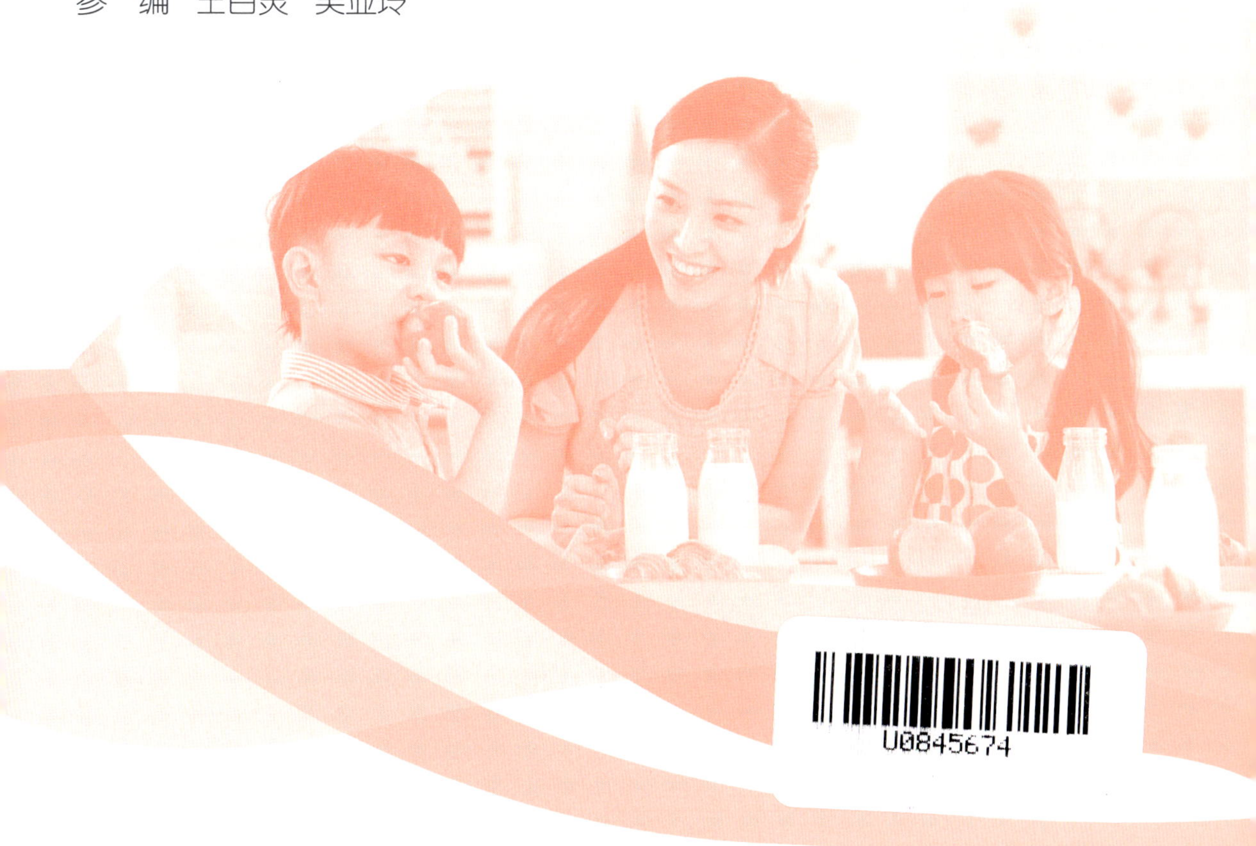

ZHEJIANG UNIVERSITY PRESS
浙江大学出版社
·杭州·

图书在版编目（CIP）数据

幼儿生活照护 / 马进春，葛静霞，唐红霞主编．—
杭州：浙江大学出版社，2023.9
ISBN 978-7-308-23798-7

Ⅰ．①幼…　Ⅱ．①马…　②葛…　③唐…　Ⅲ．①婴
幼儿—护理　Ⅳ．①R174

中国国家版本馆CIP数据核字(2023)第090940号

幼儿生活照护
马进春　葛静霞　唐红霞　主编

策划编辑　李　晨
责任编辑　秦　瑕
责任校对　徐　霞
封面设计　春天书装
出版发行　浙江大学出版社
（杭州市天目山路148号　　邮政编码　310007）
（网址：http：//www.zjupress.com）
排　　版　杭州林智广告有限公司
印　　刷　杭州高腾印务有限公司
开　　本　787mm×1092mm　1/16
印　　张　13
字　　数　206千
版 印 次　2023年9月第1版　2023年9月第1次印刷
书　　号　ISBN 978-7-308-23798-7
定　　价　49.80元

前言

PREFACE

随着《幼儿园教育指导纲要（试行）》《托儿所幼儿园卫生保健管理办法》《3—6岁儿童学习与发展指南》《托儿所幼儿园卫生保健工作规范》《幼儿园工作规程》等文件的陆续颁布，托幼机构保育与教育工作开展得更加规范、有序。2019年，为加快培养婴幼儿照护专业人才，国务院办公厅发布《关于促进3岁以下婴幼儿照护服务发展的指导意见》（以下简称《意见》），为解决婴幼儿照护问题提供政策保障。《意见》提出，要规范发展多种形式的婴幼儿照护服务机构；鼓励支持有条件的幼儿园开设托班，招收2至3岁的幼儿。为促进婴幼儿照护服务人才培养，教育部陆续增设了相关专业，2019年又增补了中职幼儿保育专业，并印发通知推动各地将中职学前教育专业转设幼儿保育及相关专业，重点培养幼儿园保育员或母婴照护专业人员。国家卫生健康委员会同有关部门，完善3岁以下幼儿托育相关政策法规、标准规范，增加服务供给，积极推进托育服务体系建设。2021年3月，教育部发布《职业教育专业目录（2021年）》，优化职业教育类型定位，主动适应托育服务领域发展新要求，新增中职婴幼儿托育等专业，保留中职幼儿保育专业，并撤销中职学前教育专业。2022年9月，教育部发布了修订的中高职教育专业简介，指出幼儿保育专业面向保育师职业，幼儿保育、生活照护、幼儿安全健康照护、幼儿早期发展支持等岗位（群）。

幼儿保育专业意在培养德智体美劳全面发展，掌握扎实的科学文化基础和幼儿保育等知识，具备幼儿保育、安全健康照护、早期发展支持等能力，具有教育情怀和信息素养，能够从事托幼机构幼儿保育、幼儿照护服务等工作的技术技能人才。幼儿生活照护是幼儿保育专业的核心课程内容。幼儿在园内的各种活动都离不开保育工作。幼儿年龄越小，其生活活动的个性化要求越高，越需要悉心照护。幼儿在进入托幼机构前，以家庭养育为主；在进入托幼机构后，其生活照护的主要实施者为机构中的保育人员。例如，《托育机构保育指导大纲（试行）》指出，托育机构保育人员是保育工作的主要实施者，负责婴幼儿日常生活照料。《幼儿园工作规程》指出，幼儿园保育员的主要职责如下：①负责本班房舍、设备、环境的清洁卫生和消毒工作；②在教师指导下，科学照料和管理幼儿生活，并配合本班教师组织教育活动；③在卫生保健人员和本班教师指导下，严格执行幼儿园安全、卫生保健制度；④妥善保管幼儿衣物和本班的设备、用具。幼儿园保育员在教师指导下，科学地照料和管理幼儿生活。因此，掌握幼儿生活照护相关知识与技能是托幼机构顺利开展幼儿保教工作的基本要求。

2021年，“保育员”职业名称变更为“保育师”，人力资源社会保障部组织制定了相应的国家职业技能标准。其中，保育师被定义为在托育机构及其他保育场所中，从事婴幼儿生活照料、安全看护、营养喂养和早期发展工作的人员。但在当前的托幼机构实际工作中，“保育员”的叫法还在沿用，如在一些学前教育和中职幼儿保育专业的教材中，专业保育工作者的叫法有“保育人员”“教养者”“保育者”“保育老师”。结合国家新政策以及幼儿保育专业职业面向的角度，本书对专业的保育人员采用了“保育师”这一职业称呼。

本教材针对托幼机构幼儿一日生活中活动的主要环节，详细地呈现了幼儿生活照护相关工作内容。教材共设置七个项目：项目一为幼儿生活照护认知，主要介绍了托幼机构一日生活安排，以及幼儿生活照护的内容及意义；项目二至项目七结合幼儿生活活动中的主要环节进行设置，分为幼儿进餐照护、幼儿饮水照护、幼儿睡眠照护、幼儿如厕照护、幼儿盥洗照护，以及幼儿来园、离园照护。

总体来说，本教材具有以下特点：

1. 融入课程思政

编者充分学习党的二十大精神，全面贯彻党的教育方针，落实立德树人根本任务要求。教材内容编写紧跟幼儿保教政策与法规发展，将新知识、新要求融入其中；坚持产教融合开发理念，将学生的知识、技能、素质提升与托幼机构实际工作场景紧密结合；结合专业知识点融入中国传统节日、诗歌等内容，有助于增强文化自信。

2. 理实一体化呈现

本教材采用“项目 - 任务”的编写模式，在各个项目下设置了若干任务，分阶段呈现了幼儿生活照护工作的细节。每个任务都设置了任务导入、任务目标、材料准备、任务实施等过程，以帮助学生在目标引领与活动实施中掌握基础知识，提升操作能力。

3. 配套数字化资源

本教材由职业院校和托幼机构一线工作者“双元”编写完成。教材实现了纸质教材与数字资源的结合，其中配备的教学资源以操作性内容及其注意事项为主，由一线教师进行详细操作与讲解，学生通过手机扫描二维码即可观看相应资源，随扫随学。这些资源可引导学生自主学习，提高学习效率。

4. 学考双向式融合

本教材结合保育师国家职业技能标准，呈现幼儿生活照护的知识与技能要点，为学生掌握相关知识和提升职业技能提供帮助。每个项目都设置有知识测试，包括理论试题和实践操作试题，可以为学生未来的职业发展早做准备。

本教材在编写过程中参考、引用了有关书籍和资料，在此一并向有关人员致以衷心的感谢。由于编者编写经验、视野有限，教材中难免有不当之处，敬请广大读者批评指正，以便为读者提供更优质的学习体验。

编者

2023 年 7 月

目录

CONTENTS

|项目一| 幼儿生活照护认知

学习目标

1. 知识目标

· 了解托幼机构一日生活的内容与保教目的。

· 领会托幼机构一日生活作息安排对幼儿成长的意义。

· 掌握幼儿生活照护的工作内容与意义。

2. 技能目标

· 根据幼儿一日生活安排，评析某托幼机构生活作息制度是否合理。

· 制定托幼机构各年龄班一日生活作息表。

3. 素养目标

· 通过查询各种资料，提高资料收集与整理的能力，提升职业素养。

· 树立科学的幼儿生活照护观念，明确幼儿生活照护的价值。

· 懂得幼儿生活照护知识与技能对幼儿健康成长及保育师自身职业生涯发展的重要意义，学会主动学习、积极思考。

· 提高保育师职业认知，激发其爱幼儿、爱工作的职业情感。

学习建议

· 了解托幼机构一日生活安排：建议 4 学时。

· 把握幼儿生活照护的工作内容与意义：建议 4 学时。

思维导图

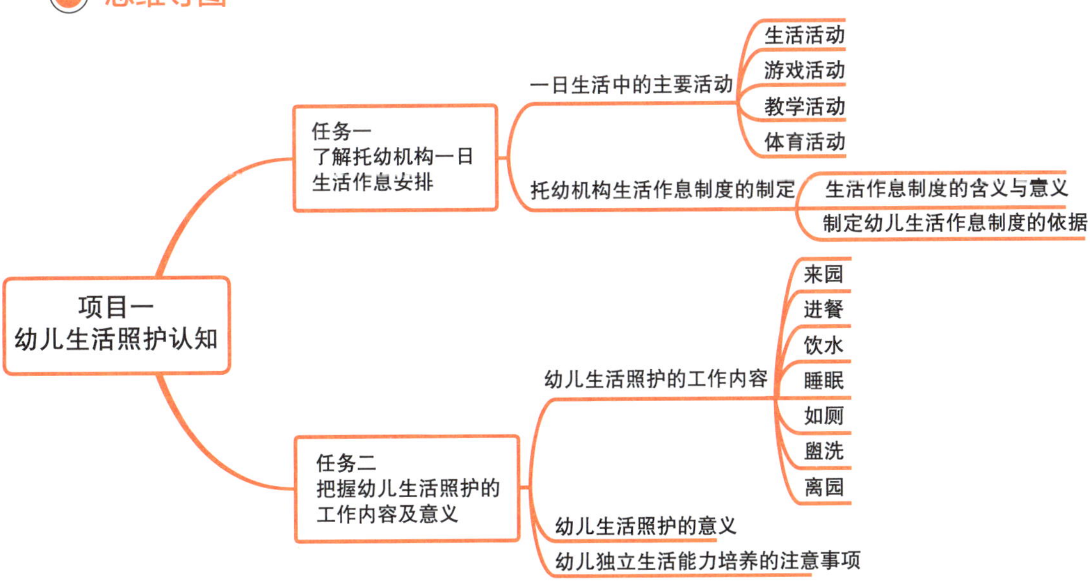

项目探索

同学们好，新的学期开始了，在我们正式开始理论知识的学习之前，请大家去托幼机构实地考察或者在网络上查找相关信息，了解托幼机构的一日生活作息是如何安排的，并将所得到的信息填入表 1-1 中。

表 1-1　____班____季一日生活作息安排

时间	活动安排
:　—　:	
:　—　:	
:　—　:	
:　—　:	
:　—　:	
:　—　:	
:　—　:	
:　—　:	
:　—　:	
:　—　:	
:　—　:	
:　—　:	

根据一日生活作息安排表，大致可以把一日生活中的活动分成几类？这些活动类型主要包含哪些具体的活动内容呢？请填写表 1-2。

表 1-2　托幼机构一日生活中的活动类型与活动内容

序号	活动类型	活动内容
1		
2		
3		

笔记栏

任务一　了解托幼机构一日生活安排

任务导入

托幼机构一日活动可概括为四大类——生活活动、游戏活动、教学活动、体育活动。将这些活动按照一定的时间与顺序合理地固定下来，形成一种制度，就是托幼机构的生活作息制度。

各托幼机构可根据国家的相关规定和要求，结合自身实际和幼儿的年龄特点，制定各年龄班的生活作息制度，并将保育和教育贯穿于幼儿的一日生活之中。托幼机构要对四大类活动中保育师担负的职责进一步细化并要求其严格执行，以使保育师领会其在幼儿一日生活中的照护职责、对于幼儿成长的价值。

任务目标

对所收集的托幼机构的生活作息表进行交流讨论，能制定生活作息表并评析托幼机构对幼儿生活作息的安排。

任务准备

音像设备：摄像机（可以用手机代替）、视频播放设备（所有组共用 1 套）。

收集资料：各成员收集 1 份托幼机构生活作息安排表。

任务实施

步骤一　知识准备

一、一日的主要活动

按活动内容，托幼机构一日的主要活动可分为四类，各类活动的内容及保教目的如下。

1. 生活活动

（1）生活活动的内容：生活自理、生活规则、交往礼仪、自我保护、环境卫生、养成习惯等方面的活动。幼儿在托幼机构的大部分

笔记栏

活动属于生活活动，如进餐、午睡、饮水等，如图 1-1 所示。对幼儿的教育也同样贯穿于生活活动中，强调幼儿在生活中学习，如饭前便后洗手、独立进食等。生活活动注重引导幼儿积累经验和人际交往能力，使幼儿逐渐能够自理。

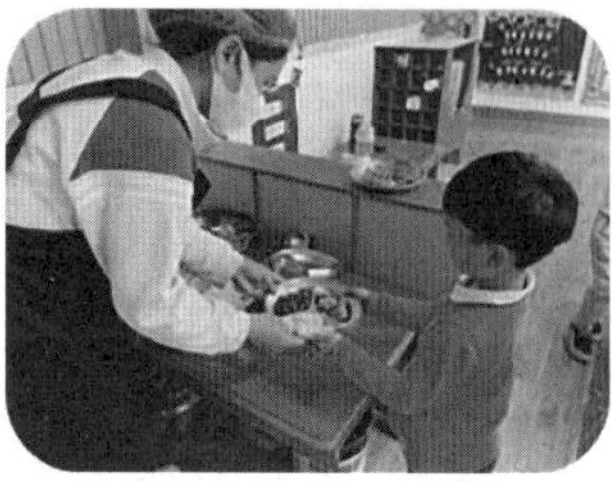

图 1-1　生活活动

（2）保教目的：让幼儿在真实的生活情境中自主、自觉地发展各种生活能力，养成健康的生活习惯和培养交往行为，在托幼机构生活中能够愉快、安全、健康地成长。

2. 游戏活动

（1）游戏活动的内容：幼儿的自发、自主、自由活动，包括角色游戏、结构游戏、表演游戏等，如图 1-2 所示。游戏与托幼机构的集体教学活动相互影响，将学习与游戏二者有机结合，能够形成良好的互动。

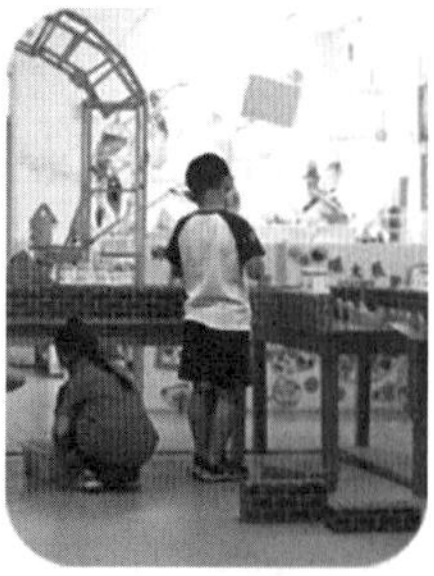

图 1-2　游戏活动

（2）保教目的：发展幼儿的想象力、创造力和交往合作能力，促进幼儿在游戏中学习，在游戏中健康成长。

3. 教学活动

（1）教学活动的内容：讨论、阅读、收听、欣赏、制作、表演、实地参观、收集信息等活动，如图 1-3 所示。教学活动应是有目的、有计划地引导幼儿主动活动的教育过程。但幼儿年龄越小，幼儿集体教学活动的时间应越少安排，或将其融在其他活动之中。

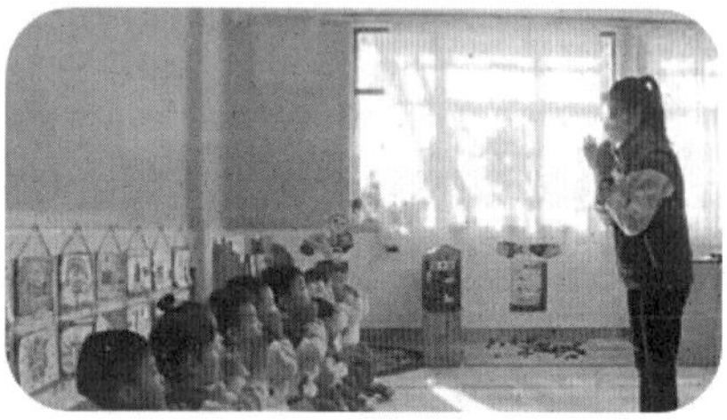

图 1-3　教学活动

（2）保教目的：使幼儿主动探索、积极体验，在认知能力和学习态度上不断进步，为后续学习打下基础。

4. 体育活动

（1）体育活动的内容：体操、简单器械运动、利用自然条件锻炼等活动。幼儿要按照年龄段目标掌握坐、爬、站、走、跑、跳跃、投掷、平衡、钻爬、攀登等基本活动技能，并在活动过程中尝试运用不

笔记栏

同体育活动器械及辅助材料，在不同气候条件或场地条件下进行基本体育活动练习，如图 1-4 所示。

（2）保教目的：提高幼儿的身体素质、动作协调能力和适应环境的能力，为促进幼儿健康成长奠定基础。

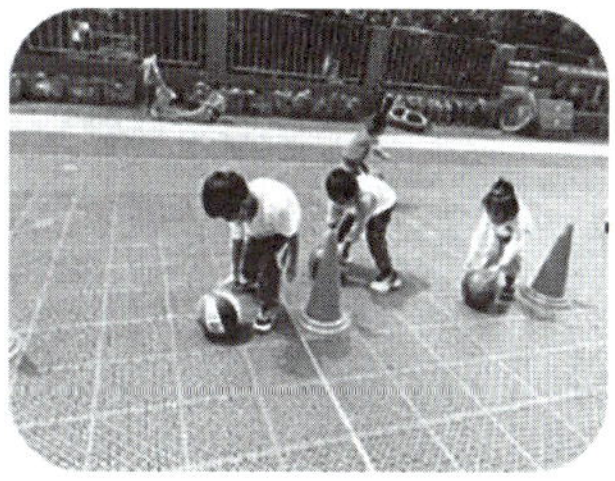

图 1-4　体育活动

育婴专栏

对 6～12 个月婴儿实施的课程称为托育课程或照护课程。这一阶段的婴儿在机构内的生活照料更为重要，吃喝拉撒睡玩都需要精心照料。所以课程内容应重点围绕婴儿的生活进行，帮助婴儿建立养成良好的生活习惯，同时给婴儿提供高质量的照护，允许他们自由地开展各种活动。每日适当安排感统体能活动，使他们在机构内感到安全舒适、情绪愉悦。

二、托幼机构生活作息制度的制定

1. 生活作息制度的含义与意义

生活作息制度是根据不同年龄阶段幼儿的生理特点，有计划地合理安排其在托幼机构的一日生活（有的为半日制或计时制），并在时间和顺序上合理划分各项活动的制度。《托育机构保育指导大纲（试行）》指出，保育工作应当根据婴幼儿身心发展特点和规律，制订科学的保育方案，合理安排婴幼儿饮食、饮水、如厕、盥洗、睡眠、游戏等一日生活和活动。《幼儿园工作规程》指出，幼儿一日活动的组织应当动静交替，注重幼儿的直接感知、实际操作和亲身体验，保证幼儿愉快的、有益的自由活动；幼儿园应当制定合理的幼儿一日生活作息制度。表 1-3 至表 1-6 为不同托幼机构的作息安排举例。

表 1-3　某半日制托班（2 岁以下）作息安排

一日作息中的主要活动	主要内容
生活活动（1 小时）	喝奶、饮水、吃点心（辅食）、洗手、如厕（换尿布）、午餐、午睡、起床（唤醒）抚慰、午点等
游戏活动（2 小时）	自由游戏、区域游戏、户外游戏等
体能活动（30 ～ 45 分钟）	户外（或室内）身体活动、模仿操（被动操）等
小团体活动（8 ～ 10 分钟）	谈话、音乐、阅读、听故事等

表 1-4　某半日制托班（2 ～ 2.5 岁）作息安排

时间	活动名称	主要内容
8：00—8：40	问候时间	问好、晨间活动、区域游戏
8：40—9：30	运动时间	户外小型多样体育活动、早操
9：30—9：55	一句话时间	吃点心、学说一句话或手指游戏
9：55—10：05	聪明时间	分组活动
10：05—10：15	户外时间	户外自主游戏
10：15—10：50	快乐时间	区域游戏
10：50—11：00	哆来咪时间	餐前准备、音乐欣赏
11：00—11：45	午餐时间	中餐
11：45—12：15	离园时间	散步、离园

表 1-5　某全日制托班（2.5 ～ 3 岁）一日作息安排

时间	活动名称	主要内容
8：00—8：40	问候时间	问好、晨间活动、区域游戏
8：40—9：30	运动时间	户外小型多样体育活动、早操
9：30—9：55	一句话时间	吃点心、学说一句话或手指游戏
9：55—10：05	聪明时间	分组活动
10：05—10：15	户外时间	户外自主游戏
10：15—10：50	快乐时间	区域游戏
10：50—11：00	哆来咪时间	餐前准备、音乐欣赏

续表

时间	活动名称	主要内容
11：00—11：50	午餐时间	中餐
11：50—12：15	小脚丫时间	散步
12：15—14：30	午睡时间	午睡
14：30—14：45	起床时间	起床、整理
14：45—15：15	点心时间	点心
15：15—15：50	运动时间	户外体育活动、整理衣物
15：50—16：00	聪明时间	智力游戏、娱乐游戏
16：00—17：00	快乐时间	区域游戏、离园准备

表 1-6　某幼儿园一日生活作息安排

小班		中班		大班	
时间	活动内容	时间	活动内容	时间	活动内容
8：00—8：45	来园、游戏活动	7：45—8：30	来园、游戏活动	7：45—8：30	来园、游戏活动
8：45—9：00	早操	8：30—8：45	早操	8：30—8：45	早操
9：00—9：15	生活活动	8：45—9：00	生活活动	8：45—9：00	生活活动
9：15—9：30	教学活动（一）	9：00—9：25	教学活动（一）	9：00—9：30	教学活动（一）
9：30—9：45	生活活动	9：25—9：40	生活活动	9：30—9：40	生活活动
9：45—10：15	户外锻炼、吃水果等生活活动	9：40—10：05	教学活动（二）	9：40—10：10	教学活动（二）
10：15—10：30	游戏活动	10：05—10：50	吃水果等生活活动、户外活动	10：10—10：50	吃水果等生活活动、户外活动
10：30—10：50	餐前活动	10：50—11：00	餐前活动	10：50—11：00	餐前活动
10：50—11：25	进餐	11：00—11：30	进餐	11：00—11：30	进餐

续表

小班		中班		大班	
11：10—12：00	餐后活动等生活活动	11：20—12：00	餐后活动等生活活动	11：15—12：00	餐后活动等生活活动
12：00—14：40	午睡	12：00—14：30	午睡	12：00—14：30	午睡
14：30—15：15	生活活动、苏醒操	14：20—15：00	生活活动、苏醒操	14：15—15：00	生活活动、苏醒操
15：15—15：40	游戏活动、生活活动	15：00—15：35	游戏活动、生活活动	15：00—15：35	游戏活动、生活活动
15：40—16：30	户外活动、生活活动	15：35—16：30	户外活动、生活活动	15：35—16：30	户外活动、生活活动
16：30—17：00	离园前活动	16：30—17：00	离园前活动	16：30—17：00	离园前活动

注：此处的生活活动主要包括喝豆浆、饮水、盥洗、如厕、穿脱衣物等；户外活动包括体育活动以及其他适宜在户外进行的活动。

托幼机构制定生活作息制度，不仅有利于保教工作人员开展各项工作，还有利于幼儿的健康成长。托幼机构制定生活作息制度的意义有以下几点。

（1）制定生活作息制度有利于促进幼儿生长发育。合理的生活作息制度是保证每个幼儿睡眠充足、按时进餐、进行游戏活动以及健康成长的重要条件；合理的生活作息制度有助于幼儿中枢神经系统的正常发育，避免大脑的过度疲劳；合理的生活作息制度能够对幼儿的消化系统起到保护作用；合理的生活作息制度能使幼儿建立科学的生物钟和良好的生活秩序。

（2）制定生活作息制度有助于幼儿养成良好的习惯。合理的生活作息制度能帮助幼儿形成初步的自理能力和良好的生活习惯（主要包括生活自理、交往交流、生活常识、自我保护、爱护环境卫生等），也就是形成“动力定型”。幼儿一旦形成“动力定型”后，其各种生理活动就会更有规律，在共同生活中也能够愉快、安全、健康地成长。

（3）制定生活作息制度能保证幼儿有足够的游戏和户外活动时间。合理的生活作息制度符合幼儿身心发展的特点。托幼机构应当以游戏为主要活动形式，促进幼儿在各方面的发展。作息制度的制定要注意室内外结合、动静交替、自由活动与有组织活动交替。在正常情况下，幼儿户外活动时间（包括户外体育活动时间）每天不得少于 2 小时（寄宿制幼儿户外活动

笔记栏

时间不得少于3小时）。其中户外体育活动时间不得少于1小时。如果场地或气候条件受限，可分批安排户外活动。例如冬天天气寒冷，为了保暖，可让幼儿在室内活动，进行室内操、跳舞、音乐游戏等活动，但仍需要保证运动时间。

（4）制定生活作息制度能保证托幼机构做好相关工作。托幼机构是幼儿集体生活的场所，幼儿较多，年龄又不一样，合理的生活作息制度就成为托幼机构对不同年龄的幼儿进行不同教育和护理的工作依据。如果没有科学的生活作息制度，托幼机构就难以高质量地完成保教工作。

2. 制定幼儿生活作息制度的依据

托幼机构在制定生活作息制度时，需要从自身的实际出发，并综合考虑各方面因素。一般来说，托幼机构在制定生活作息制度时，主要依据以下几点。

（1）依据幼儿的年龄特点。一般来说，各年龄班生活制度的安排应有所区别。不同年龄阶段幼儿的生长发育情况、身体各器官系统功能的成熟程度有所不同，需要照护的程度也不同。年龄越小的幼儿，身体和神经系统的耐力越弱，注意力持续的时间也越短，且容易感到疲劳，不能长时间地参与一种活动。所以在组织幼儿进行各种活动时，活动持续时间应随年龄的增长而增加。根据幼儿生理、心理特点，在作息时间安排上力求更加科学、合理。例如，托班、小班幼儿生活自理能力相对较差，进餐、睡觉、起床的时间要比中班、大班幼儿稍长。再如集体教学活动，小班上午一般安排一次集体教学活动，而中班、大班则可以安排两次集体教学活动。在睡眠方面，同样要注意幼儿的年龄特点。因为幼儿年龄越小，每天睡眠的时间就越长，1岁前每天14～16小时，2～3岁每天14～15小时，4～5岁每天12～14小时，5～6岁每天12～13小时。

（2）依据幼儿生理活动的特点。托幼机构在制定生活作息制度时，应遵循“动力定型”规律，使幼儿的生活有规律地按时进行，反复多次，建立起良好的生活节奏，增强幼儿对生活的适应能力，并形成健康的生活方式。在安排幼儿活动时，要根据“镶嵌式活动”原理，做到动静交替、劳逸结合，使大脑皮层保持较长时间的工作能力，减少疲劳的状态。例如，在集体教学活动后，可安排自选游戏活动；在进行安静的活动后，可进行户外游戏活动或体育活动等，这样大脑皮层各功能区域和身体的各器官系统既能被充分调动又能得到充分休息。另外，根据大脑皮层的始动调节、优势原则、保护性抑制、终末激发等特点，托幼机构在制定生活作息制度时，还需要遵循循序渐进的原则，由浅入深，由易到难，抓住活动过程中幼儿的兴趣点，让幼儿积极地投入活动中，预防幼儿疲劳，适当利用活动即将结束之际激发幼儿兴趣，以提高学习效率。

（3）依据地区特点和季节变化。制定生活作息制度要考虑到不同地区的差异，如南方与北方的差异、城市和农村的差异。各托幼机构应根据本地区的具体地理特征以及自身的实际情况，制定相应的生活作息制度。同时，托幼机构还应考虑到不同季节的特点，对生活作息制度中的部分环节进行适当的调整。例如，夏季昼长夜短，幼儿来园的时间可适当提前，寄宿制托幼机构早晨起床的时间也可以适当提前，而晚上睡觉的时间也可以适当推迟。为了保证幼儿每天有足够的睡眠时间，中午可适当延长幼儿午睡的时间等。必要的话，托幼机构也可根据当地的具体情况和需要，制定不同季节的生活作息制度。

（4）兼顾家长的需求。幼儿的年龄特点决定了幼儿来园以及离园都必须由家长亲自接送。若家长有事情不能亲自接送必须提前告知，代替家长的人在接幼儿时托幼机构应再次与幼儿家长联系，确认后方可让幼儿离园。不允许未成年人接送幼儿。托幼机构在制定生活作息制度时，还应该考虑幼儿家长的实际情况和需求，更好地为家长服务。例如，幼儿来园的时间，可以根据家长的需求适当提前，而离园的时间也可以适当推迟。

步骤二　任务实训

说明：本书提供的实训活动一般以小组为单位开展，以每小组 6 人为宜，同时建议以小组为单位开展实训评价。实训任务结束后，及时在实训评价表中进行自我评价、组内评价和教师评价。

实训：托幼机构一日生活作息表的讨论与制定

（1）小组成员对收集的托幼机构（如幼儿园）生活作息表进行比较，讨论并总结生活作息表之间的共同点、合理之处及不合理之处，将结果填入表 1-7。

表 1-7　生活作息表的讨论及总结

<table>
<tr><td colspan="2">小组序号</td><td></td><td>小组名称</td><td></td><td>组长</td><td></td></tr>
<tr><td colspan="2">小组成员</td><td colspan="5"></td></tr>
<tr><td colspan="2">生活作息表</td><td colspan="5"></td></tr>
<tr><td rowspan="3">小组讨论</td><td>共同点</td><td colspan="5"></td></tr>
<tr><td>合理之处</td><td colspan="5"></td></tr>
<tr><td>不合理之处</td><td colspan="5"></td></tr>
</table>

（2）教师指定情景，如适用季节和年龄班等，并由小组合作制作托幼机构生活作息表。每人主要负责一个时间段，由其他人补充和完善生活作息表，填入表 1-8。

表 1-8　___班___季生活作息

序号	时间段	细化时间段	活动安排	制定理由
1	来园—9：00			
2	9：00—10：30			
3	10：30—12：00			
4	12：00—15：30			
5	15：30—16：30			
6	16：30—离园			

（3）各组展示表格，组间互相讨论评价，教师进行点评。

步骤三　实训评价

实训评价表如表 1-9 所示。

表 1-9　实训评价

<table>
<tr><th>实训</th><th>评价要点</th><th>评价标准</th><th>自我评价</th><th>组内评价</th></tr>
<tr><td rowspan="4">托幼机构一日生活作息安排表的讨论与制定</td><td rowspan="2">明确托幼机构作息表的主要活动类型与制定依据</td><td>收集到一个以上的作息表</td><td rowspan="4"></td><td rowspan="4"></td></tr>
<tr><td>讨论作息表时能发表独立、合理的见解</td></tr>
<tr><td rowspan="2">制定托幼机构生活作息表</td><td>较好地完成负责时间段的活动设计</td></tr>
<tr><td>讨论作息表时能发表独立、合理的见解</td></tr>
<tr><td colspan="5">实训总评价：优秀□　良好□　合格□　不合格□
其他评价建议：
教师：</td></tr>
</table>

注：评价标准是基于一般情况而定的，若实际情况不同，也可以稍做调整。“自我评价”和“组内评价”可参照评价标准，概括地评定为“优秀”“良好”“合格”或“不合格”，同时写出评价的理由。“组内评价”一般由组长主持、组内讨论得出，并由组内记录人统一填写。“其他评价建议”由教师根据课堂观察和实训表现，并结合小组实训结果给出建议。

步骤四　总结提高

记录知识学习和实训操作中遇到的困惑或难题，尝试寻找解决方法，并将自己的学习感悟和收获填入表 1-10。

表 1-10　学习收获

学习中的困惑	解决的方法	学习收获（技巧、方法等）

笔记栏

任务二 把握幼儿生活照护的内容及意义

任务导入

在托幼机构中，幼儿生活活动的主要环节有进餐、饮水、睡眠、如厕、盥洗、来园和离园等。在这些环节中，对幼儿进行生活照护是托幼机构必不可少的工作内容。良好的生活照护能使幼儿掌握最基本的生活技能并建立正确的规则意识，同时也能为幼儿的生长发育提供良好的环境保障。保育师必须熟悉幼儿生活照护的内容与要求，明确自己的职责，才能顺利完成幼儿生活照护的工作任务。

任务目标

对托幼机构生活照护相关资料和视频进行交流与展示，掌握幼儿生活照护的内容及意义。

任务准备

音像设备：摄像机（可以用手机代替）、视频播放（设备所有组共用 1 套）。

收集资料：在幼儿生活活动各环节中对幼儿照护的文字、照片或视频资料。

任务实施

步骤一 知识准备

对幼儿来说，身心健康是排在第一位的。保育师对幼儿的科学护理，既是幼儿身体发育的保证，又是幼儿心理健康的基础。保育师既是幼儿的照护者，也是幼儿早期学习的支持者；既是为幼儿创造美好生活环境、管理好幼儿生活的保障者，也是教师工作中的好助手。保育师的工作对幼儿身体发展、行为习惯养成以及个性、情感等方面的发展均有着深远的影响。

《幼儿园工作规程》指出，幼儿生活活动的组织应当动静交替，注重幼儿的直接感知、实际操作和亲身体验，保证幼儿愉快的、有益的

笔记栏

自由活动。幼儿在幼儿园的生活活动由很多环节组成，既要有丰富的活动内容，又要组织好各个活动间的过渡环节。保育师要密切配合、相互渗透，使过渡环节紧密相连，保证各项活动顺利进行。保育师必须具备专业技能，遵循幼儿的发展规律，才能更有效地促进幼儿的健康成长。

一、幼儿生活照护的工作内容

在托幼机构，幼儿生活活动的主要环节有来园、进餐、饮水、睡眠、如厕、盥洗、离园。根据托幼机构保教工作的目标和幼儿身心发展的特点，可以确定在各环节中对幼儿进行生活照护的主要内容。

1. 来园

来园是幼儿在托幼机构一日生活的开始，幼儿来园照护在很大程度上影响着幼儿一整天的生活。

幼儿进班前，要做好环境卫生清扫、室内通风、安全检查及其他准备工作。

幼儿进班时，要热情接待幼儿及其家长，引导幼儿使用礼貌用语，使幼儿情绪愉快、愿意来园，同时让家长放心离开。

幼儿进班后，要提供数量充足的各类玩具供幼儿自由选择；协助教师组织来园活动，加强观察，为活动困难的幼儿提供帮助与指导；活动结束后，培养幼儿整理和归置玩具的能力。另外，要了解晨检情况，登记好需要特别关注或服药的幼儿信息；将家长带来的药标明幼儿的姓名、班级，以及用法、用量和服用时间，交给保健老师，按时给幼儿服药；加强对身体异常幼儿的观察，并随时做好记录。

2. 进餐

进餐是幼儿在园进行营养补给的重要环节。进餐工作包括餐前环境准备、分餐及进餐指导、餐后收整。

根据幼儿身体发育的特点，托幼机构要制定合理的饮食制度。幼儿进餐必须定时定量，开饭要准时，进餐间隔时间应为 3 ～ 4 小时。在接新班时，保育师还要提前向班主任了解幼儿的饮食情况，询问是否有过敏体质幼儿，并确定过敏原。

饭前半小时避免让幼儿进行剧烈活动，可设置相对安静的游戏环节。在进餐环节，应着重培养幼儿独立进餐的良好习惯，保证进餐环节规范有序，这对于促进幼儿的生长发育以及培养其生活自理能力具有重要作用。

在进餐环节，应保证幼儿有足够的时间进餐，进餐时间一般控制在 30 ～ 45 分钟。时间太短，食物无法充分咀嚼；时间太长，饭菜变凉后，既不利于消化，又不利于建立良好的饮食习惯。保育师应关注幼儿的进餐情况，及时为幼儿添加饭菜，同时要注意纠正幼儿的不良饮食习惯。

进餐结束后，要对幼儿进行个人卫生指导，清洁整理餐具，组织做好幼儿餐后活动。

3. 饮水

每天提供充足的水分，才能保证幼儿身体及一日各项活动所需。幼儿饮水照护的主要内容如下。

（1）做好饮水前的物品准备工作。水温应符合幼儿的安全需要（以滴在成人手背上不烫为宜）；水杯、杯柜、水桶要按规范操作进行消毒。

（2）关注并指导幼儿自主饮水，培养幼儿养成良好的饮水习惯和独立饮水的能力；允许幼儿按需饮水；取放水杯时，手要洗净，抓杯把。

（3）做好饮水后的清洁整理工作，如饮水用具及其周边区域清洁。

4. 睡眠

良好的睡眠有助于幼儿体力的恢复，有助于幼儿大脑的休息，可以使幼儿建立良好的生活节奏，养成健康的生活方式。幼儿睡眠照护的主要内容如下。

（1）睡眠前，为幼儿营造安全、卫生、安静、舒适的睡眠环境。寝室需保持适宜的温度和湿度，可根据情况开窗通风，并保持环境安静。房间内要保持光线较暗，以保证幼儿高质量的睡眠；提醒幼儿排尿，并检查幼儿的口袋，防止幼儿将小物品带到床上玩耍；注意保持幼儿轻松愉快的情绪；结合幼儿年龄特点，协助或指导幼儿穿脱衣服和鞋袜，并整齐地叠放在固定的地方。

（2）睡眠时，指导幼儿有序脱衣服、安静入睡。要注意培养幼儿

笔记栏

良好的睡眠习惯，掌握幼儿的排尿规律，及时提醒；每 15 分钟巡视一次，细心观察幼儿睡眠状态，关注睡眠特殊幼儿，发现问题及时就医；关注幼儿的举动，注意未入睡幼儿的行为，及时排除安全隐患，避免发生幼儿将小物件塞入鼻孔等意外事故。

（3）起床时，可以播放轻柔的音乐做苏醒操。保育师可以指导幼儿有序穿衣服，检查并整理床铺，指导幼儿梳洗，关注幼儿的仪容仪表（衣领、袖口、衣角、鞋袜）等。

5. 如厕

如厕是培养幼儿良好生活习惯和生活自理能力的重要环节，也是托幼机构对幼儿生活照护中的一个重点。

如厕照护的主要工作内容包括：①创设安全、卫生、舒适的如厕环境，提前准备如厕用品；②关注有如厕需求的幼儿；③帮助及指导幼儿如厕；④观察幼儿如厕情况，如发现异常，应与同班教师沟通；⑤更换并清洗幼儿如厕时弄脏的衣物；⑥清洁整理厕所；⑦培养幼儿的独立如厕能力和良好如厕习惯。

如厕照护的注意事项有：①幼儿如厕前后、如厕时，都要保持地面干燥，及时擦干地面上的水渍，防止幼儿滑倒；②幼儿如厕后，应及时将便池冲洗干净，幼儿如厕后、午睡时及幼儿离园后，都要及时消毒便池；③如遇幼儿大小便异常，要注意留样待检，并与保健老师联系，妥善保存大小便异常的情况记录，并联系家长及时就医。

6. 盥洗

托幼机构的盥洗活动包括洗手、洗脸、漱口、刷牙等，盥洗活动贯穿于幼儿一日生活的各个环节中。盥洗活动能保持幼儿身体清洁，减少幼儿皮肤被汗液、皮脂、灰尘污染的机会，提高幼儿的抵抗力。

盥洗照护的主要工作内容包括：①保证安全、卫生、舒适的盥洗环境，准备好盥洗用具及漱口水；②协助教师检查和指导幼儿的盥洗活动；③注意卫生间的通风清洁，定期打扫并消毒，特别是要注意保持地面干燥，防止幼儿滑倒；④帮助并指导幼儿洗手、洗脸、刷牙的顺序和方法，提醒幼儿不要拥挤打闹，教会幼儿节约用水，养成良好的盥洗习惯。

幼儿生活照护工作介绍

笔记栏

盥洗照护的注意事项有：①注意防暑降温或防寒保暖，尤其要注意在寒冷的季节保护幼儿手部和脸部的皮肤；②幼儿盥洗用品要个人专用，注意区分；③在盥洗过程中，注意结合幼儿年龄协助和引导幼儿自己动手，不浪费水，不嬉戏打闹。

7. 离园

离园是幼儿在园一日生活的最后一个环节，也是家长了解幼儿的一个窗口。幼儿离园照护的主要内容如下。

（1）引导并帮助幼儿整理衣物及需要带回家的物品。

（2）家长接幼儿时，做好与家长的沟通工作，告知其孩子在园的情况，交还衣服、药物等。特别对白天精神不好、食欲缺乏、活动积极性不佳的幼儿，要重点反馈，并交代家长回家后进一步观察，及早发现问题，及时应对处理。

（3）培养幼儿离园前放好玩具，以及与本班幼儿及教师有礼貌地道别的良好习惯。

（4）对于暂时不能回家的幼儿，要个别照顾，妥善安排，适当组织活动，消除幼儿因等待家长而产生的急躁不安情绪。

（5）在幼儿全部离园后，保育师应做好清洁整理和消毒工作，并检查水电开关、门窗是否关闭。

育婴专栏

来园：有婴儿的班级需清洁婴儿配奶间、消毒奶具、准备配奶的用具。在婴儿来园时，保育师要仔细询问家长婴儿的喂奶和睡眠情况，了解婴儿在家的具体情况，然后把婴儿放入婴儿车里，保证婴儿的安全。

进餐：婴儿的上午配奶需保育师在配奶间完成。婴儿如在园需喂一次辅食，则家长提供辅食，由保育师加热后喂给。

睡眠：婴儿在托育机构每天上午下午各睡眠一次。睡床要有围栏，婴儿睡好后要拉好围栏。个别婴儿有含奶嘴睡眠的习惯，可在婴儿睡着后取下。

二便：婴儿要用专用的换尿片台，上面铺一次性垫纸，随时更换。婴儿大便后，要用温水清洗臀部。

笔记栏

盥洗：婴儿洗手、洗脸需由保育师帮助。给婴儿洗澡除冲淋外，也可用专用澡盆。

离园：婴儿离园的时间较为机动，可半日接，也可结合家长的需要晚点接。

二、幼儿生活照护的意义

托幼机构的生活活动是幼儿保育与教育的重要内容，也是促进幼儿成长的重要途径。幼儿教育必须保教并重，寓教育于幼儿生活之中。良好的生活照护，在为幼儿身心的健康成长提供保障的同时，还能潜移默化地培养幼儿的生活自理能力，帮助幼儿养成良好的生活习惯，掌握基本的生活规则，积累基本的生活经验，为其今后的学习和生活奠定基础。

小课堂

“生活即教育”是生活教育理论的核心。陶行知指出：“生活教育是生活所原有，生活所自营，生活所必需的教育。教育的根本意义是生活之变化。生活无时不变，即生活无时不含有教育的意义。”因此，我们可以说，生活即教育。

三、幼儿独立生活能力培养的注意事项

（1）生活活动承担着教和养的双重任务。可通过一日生活活动中的照护来培养幼儿的生活习惯，增强其生活能力、语言能力、认知能力和交往能力等。

（2）幼儿的生活习惯和生活能力是逐步发展和形成的，因此对于不同年龄阶段的幼儿应有不同的要求。例如，婴儿的生活活动几乎全靠保育师完成；1～2岁的幼儿可以稍稍配合保育师进行生活活动；对于2岁以上幼儿，保育师可以逐步培养他们的独立生活能力。

（3）培养时要采用示范讲解的方法，按照一定的顺序反复给幼儿示范生活活动的一系列动作，让幼儿掌握各种动作，在熟练掌握分解动作的基础上继续提高要求。还可以将其与练习、检查、鼓励、表

笔记栏

扬、树立榜样、游戏等方法有机地结合起来。

（4）不要替幼儿做他们可以做的事，要给幼儿尝试锻炼的机会，同时要保持家园教育的一致。家园合一是培养幼儿良好生活习惯及生活能力的基础。

（5）幼儿获得技能后，并不意味着他们已经能够把正确的技能运用到所有的场合，因此，保育师需要提醒、帮助他们，使他们养成习惯。

步骤二 任务实训

本书提供的实训活动一般以小组为单位开展，以每小组 6 人为宜，同时建议以小组为单位开展实训评价。实训任务结束后，及时在实训评价表中开展评价。

实训：把握幼儿生活照护的内容及意义

（1）整理在课前搜集的、幼儿生活活动各环节照护的相关资料，并在组内相互交流展示。

（2）讨论幼儿生活照护的工作内容和意义，并填写表 1-11。组内每人提出一项幼儿生活照护工作的内容要点和意义，其他人进行补充完善，记录到表格中。

表 1-11 幼儿生活照护的工作内容和意义

一日生活活动环节	照护工作内容要点	意义
来园		
进餐		
睡眠		
饮水		
如厕		
盥洗		
离园		

（3）每组完成表格后，随机抽取一人将表格提交给教师。

步骤三　实训评价

实训评价表如表 1-12 所示。

表 1-12　实训评价

<table>
<tr><th>实训</th><th>评价要点</th><th>评价标准</th><th>自我评价</th><th>组内评价</th></tr>
<tr><td rowspan="3">把握幼儿生活照护的内容及意义</td><td rowspan="3">幼儿生活照护的内容要点和意义</td><td>收集一个以上的生活照护信息资料</td><td rowspan="3"></td><td rowspan="3"></td></tr>
<tr><td>提出的工作内容和价值比较完善</td></tr>
<tr><td>提出合理的建议，得到组内的认可</td></tr>
<tr><td colspan="5">实训总评价：优秀□　良好□　合格□　不合格□
其他评价建议：
教师：</td></tr>
</table>

注：评价标准是基于一般情况而定的，若实际情况不同，也可以稍做调整。“自我评价”和“组内评价”可参照评价标准，概括地评定为“优秀”“良好”“合格”或“不合格”，同时写出评价的理由。“组内评价”一般由组长主持、组内讨论得出，并由组内记录人统一填写。“其他评价建议”由教师根据课堂观察和实训表现，并结合小组实训结果给出建议。

步骤四　总结提高

记录知识学习和实训操作中遇到的困惑或难题，尝试寻找解决方法，并将自己的学习感悟和收获填入表 1-13。

表 1-13　学习收获

学习中的困惑	解决的方法	学习收获（技巧、方法等）

【知识测试】

一、理论知识试题（共两大题，共 15 分）

（一）单项选择题（每题 1 分，共 10 分）

1. 下列对于保育师的理解错误的是（　　）。

A. 保育师在幼儿的发展中扮演着照顾者的角色

B. 保育师在幼儿的发展中扮演着教育者的角色

C. 保育师对幼儿身心发展、行为习惯以及个性、情感等方面均产生着深远的影响

D. 保育师只负责照顾幼儿的身体，保证幼儿健康成长

2. （　　）是制定生活作息制度的依据之一。

A. 每天的天气变化　　B. 家长的需求

C. 婴幼儿的性别　　D. 托幼机构的需求

3. 在制定幼儿的生活作息制度时，必须注意的问题是（　　）。

A. 幼儿的年龄特点　　B. 季节特点

C. 合理饮食　　D. 以上都是

4. 夏天到了，幼儿园的离园时间变晚了，这说明（　　）。

A. 作息制度是不可以随便改变的，这个幼儿园违规了

B. 作息制度要随着四季变化做出相应调整

C. 作息制度中只是离园环节的时间变长了，其他环节不变

D. 夏季昼长夜短，幼儿来园的时间可适当提前，离园的时间可适当推后

5. 不属于培养幼儿良好生活习惯及生活能力主要方法的是（　　）。

A. 家园合一法　　B. 提醒帮助法　　C. 替代法　　D. 指导法

6. 幼儿年龄越小，生活活动、游戏活动的时间就越长。托幼机构应控制幼儿集体教学活动的时间，大班为（　　）。

A. 0.5 小时 / 天　　B. 1 小时 / 天

C. 1.5 小时 / 天　　D. 2 小时 / 天

7. 生活活动是托幼机构教养工作的重要组成部分，主要包括（　　）。

A. 睡眠、进餐

B. 如厕、穿衣

C. 睡眠、进餐、如厕

D. 来园、睡眠、进餐、饮水、如厕、盥洗、离园

8. 对于（　　）的幼儿，保育师可以逐步培养其自理生活能力，即在一旁照顾、帮助。

A. 1 ～ 2 岁　B. 1.5 岁以内　C. 2 岁以上　D. 3 岁以上

9. 在日常生活活动中，保育师要确立（　　）。

A. 保教工作必须相互渗透的观点　B. 以教育工作为主的观点

C. 以保育工作为主的观点　D. 以生活管理工作为主的观点

10. 幼儿来园进班前，保育师要做好环境卫生、室内通风、安全检查及其他各项准备工作。保育师的离园工作主要包括（　　）。

A. 关好门窗　B. 整理活动室、盥洗室

C. 整理衣物　D. 以上都是

（二）判断题（每题 1 分，共 5 分）

1. 幼儿园一日生活的主要活动可概括为四大类，即生活活动、游戏活动、教学活动、体育活动。（　　）

2. 托幼机构制定幼儿生活作息制度时，要考虑幼儿的年龄特点。（　　）

3. 冬天天气寒冷，为了保暖，可让幼儿在室内活动，不再开展户外体育活动。（　　）

4. 生活活动是幼儿最基本的重要活动，它是促进幼儿全面发展的重要手段，但不是保育师的工作重点。（　　）

5. 保育师在组织幼儿生活活动时，最重要的是让幼儿吃好、睡好。（　　）

二、实操技能演练（共 15 分）

表 1-14 和表 1-15 是两个幼儿园的活动安排表。

表 1-14　宝贝幼儿园夏季一日作息时间安排

时间	活动安排
7：00—8：10	来园
8：10—8：40	早餐
8：40—9：20	晨操
9：20—10：50	教学活动（3 节）
10：50—11：30	观看幼儿节目
11：30—12：10	午餐
12：10—14：30	午休
14：30—15：30	教学活动（2 节）
15：30—16：00	户外活动
16：00—16：30	晚餐
16：30	离园

表 1-15　天使幼儿园冬季一日作息时间安排

时间	活动安排
7：40—8：30	晨检
8：10—8：50	早饭
8：50—9：40	教学活动
9：40—10：20	区域活动
10：20—11：20	课间操、户外游戏
11：20—11：50	午饭
11：50—12：00	睡前活动
12：00—14：00	午休
14：00—14：10	起床自由活动
14：10—14：30	午点
14：30—15：30	户外游戏
15：30—16：20	自选活动
16：20—17：00	晚饭
17：00—17：30	离园
17：30	静园

1. 哪个幼儿园的活动安排更科学，为什么？（6 分）

2. 请把幼儿园一日活动中不合理的安排指出来，并尝试进行调整。（9 分）

【项目考评】

综合考评单见表 1-16。

表 1-16　项目综合考评单

任务	考核点	建议评分标准	教师评分
了解托幼机构一日生活安排	实训活动总评价（满分 30 分）	根据实训评价表评分。建议： 优秀（25 ～ 30 分）； 良好（20 ～ 24 分）； 合格（10 ～ 19 分）； 不合格（0 ～ 9 分）	
	学习收获（满分 5 分）	善于思考和总结，对任务有很好的掌握和收获（3 ～ 5 分）；对任务有一定的掌握和收获（0 ～ 2 分）	
把握幼儿生活照护的内容及意义	实训活动总评价（满分 30 分）	根据实训评价表评分。建议： 优秀（25 ～ 30 分）； 良好（20 ～ 24 分）； 合格（10 ～ 19 分）； 不合格（0 ～ 9 分）	
	学习收获（满分 5 分）	善于思考和总结，对任务有很好的掌握和收获（3 ～ 5 分）；对任务有一定的掌握和收获（0 ～ 2 分）	
知识测试（满分 30 分）			
总评分（满分 100 分）			

注：在项目结束提交本表格给教师评分时，将项目中每个任务的“实训评价表”“学习收获表”和“知识测试”一同拍照提交。

【个性考评单】

教师可以针对学生情况，与学生们一起设置班级的个性考评单。个性考评单可以直接写在下方，也可制作成电子版打印后粘贴在此处。

|项目二| 幼儿进餐照护

学习目标

1. 知识目标

· 掌握幼儿进餐照护的任务和职责。

· 掌握餐前准备、餐中指导、餐后整理的基本操作规范和要求。

· 了解各类特殊幼儿进餐的照护要求，以及幼儿进餐时常见的意外事故。

· 掌握培养幼儿良好进餐习惯和独立进餐能力的方法。

2. 技能目标

· 按规定要求完成餐前准备、餐后整理的规范操作。

· 模拟进餐活动，做好幼儿餐中照护，能根据幼儿的不同身体状况做好相应的进餐照护工作。

· 在模拟进餐活动中能发现幼儿进餐时的危险因素并进行处理。

3. 素养目标

· 积极参与和学习进餐照护工作，追求进餐照护相关操作的高效率。

· 主动获取并整理有关进餐照护的有效信息，乐于展示学习成果。

· 明白进餐照护工作对幼儿身体发育的重要意义，树立关心、爱护幼儿的思想和以幼儿为本的教育理念。

· 注重培养幼儿的进餐习惯，树立节约粮食、不浪费粮食的意识。

· 从中国传统食物中体会中华文化的博大精深，喜爱中国传统美食，弘扬中华民族传统文化。

学习建议

· 幼儿进餐前照护：建议 4 学时。

· 幼儿进餐时照护：建议 6 学时。

· 幼儿进餐后照护：建议 4 学时。

笔记栏

思维导图

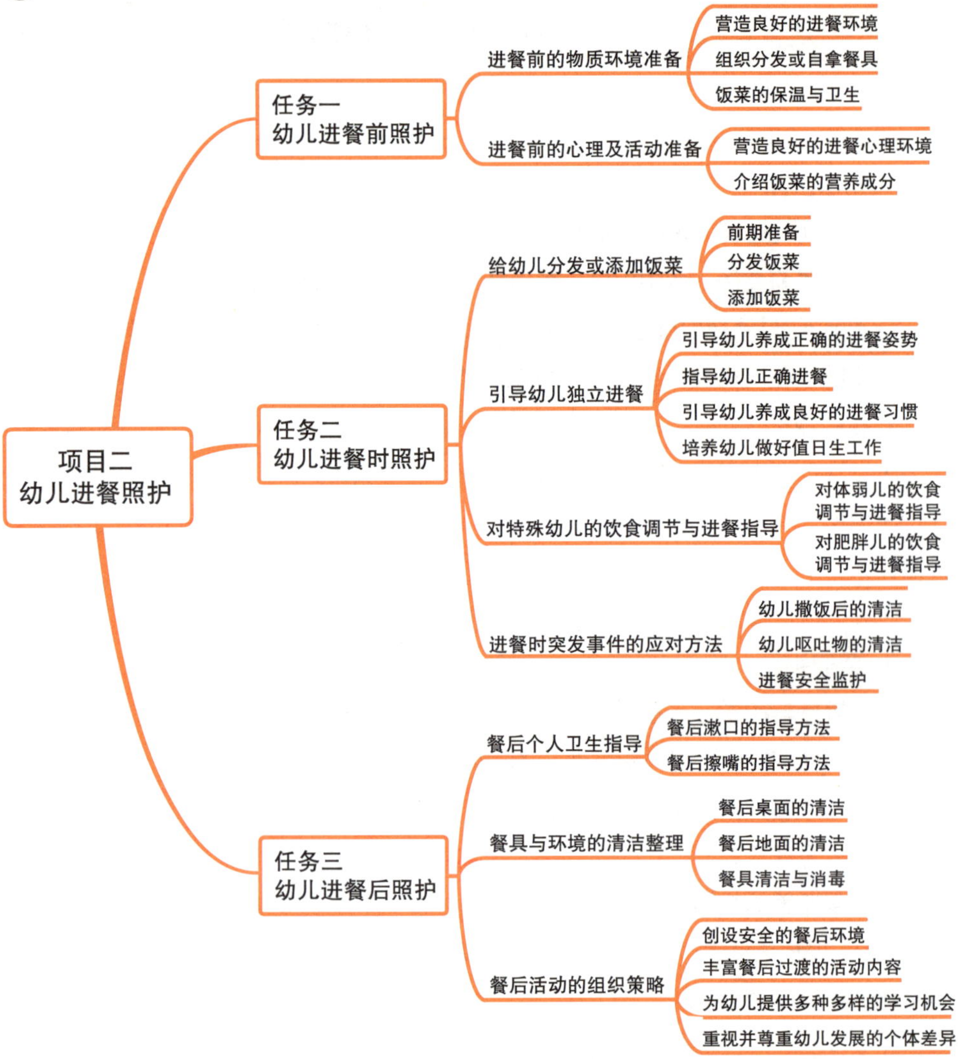

项目探索

请同学们以小组的形式，完成下面的内容。

（1）请同学们分组模拟，为小班幼儿做好午餐前的准备工作（准备工作包括物品和食物准备、心理和活动准备两个方面的内容）。请将模拟的过程写下来。

（2）在模拟进餐准备过程中，你遇到了哪些问题？

（3）对于挑食、进餐慢的幼儿，你有什么好的办法吗？

（4）在幼儿进餐过程中，存在哪些安全隐患？如果幼儿在进餐过程中出现异常情况，你将怎么办？

笔记栏

任务一 幼儿进餐前照护

任务导入

在每餐前的 30 分钟，托幼机构一般会组织幼儿进行相对安静的活动，之后组织幼儿有序、规范地进行餐前盥洗。在这段时间内，保育师需要对幼儿餐桌及操作区进行清洁和消毒，按操作要求领取幼儿食物和餐具，摆放餐具，指导适龄幼儿做好分发餐具工作等。

餐前的准备工作重点是按照规范流程操作。比如在清洁餐桌时，要按照规范要求配置消毒水，保证消毒彻底，再用清水清洁桌面，确保幼儿在干净整洁的环境中用餐。

任务目标

用模拟方式完成餐桌消毒、餐具分发、饭菜介绍及餐前准备综合实训活动，掌握幼儿进餐前照护的相关知识与工作技能。

任务准备

以下物品为每组一套（以 6 人一组为例），每组需准备的材料有：

（1）音像设备：摄像机（可以用手机代替）、视频播放设备（所有组共用 1 套）。

（2）家具：幼儿用长方桌 1 张，椅子 6 把。

（3）清洁消毒用品：手套每人 1 套，塑料盆或水桶（一个盛装消毒液、一个盛装清水）2 个，清水抹布 2 块，消毒抹布 2 块。

（4）分餐用品：卫生帽、围裙、口罩每人 1 套；备餐车（方便推着分发餐具和饭菜）1 辆，饭盆（一个盛饭、一个盛菜、一个盛汤）3 个，饭勺、汤勺、食品夹各 2 个，米饭、菜肴替代品若干，幼儿用菜盘、饭碗、汤碗、汤勺、筷子各 4 套，盛放果皮的空碗 1 个。

任务实施

幼儿身心发展迅速，新陈代谢旺盛，每天必须摄取充分的各种营养素，才能满足机体生长发育和活动的需要。如果幼儿长期缺乏某种营养或热量供应不足，不但会影响生长发育，还会引起很多疾病。因

笔记栏

此，托幼机构要根据幼儿的年龄特点合理安排好一日膳食。

全日制托幼机构一般会为幼儿提供“三餐两点”，除早、中、晚三餐，还有上午和下午各一次的点心。由于幼儿生活自理能力不强，独立进餐能力和良好进餐习惯都需要培养，所以托幼机构的进餐活动需要特别的照护工作。保育师应该让幼儿愉快地吃完自己的食物，引导幼儿养成不挑食的习惯，同时培养幼儿的良好进餐习惯和独立进餐能力。

步骤一 知识准备

一、进餐前的物质环境准备

1. 营造良好的进餐环境

幼儿的进餐环境应达到清洁美观、舒适、安全、空气流通、温度适宜、宽敞明亮等要求。为了保证幼儿进餐顺利，餐前应有一系列准备工作，如摆放桌椅、清洁餐桌等。这个过程会使幼儿在心理上做好进餐的准备，形成条件反射，增强食欲。具体来说，保育师应做好以下四个进餐前的重点工作。

（1）摆放桌椅。在进餐前，保育师先将餐桌之间保留 60 厘米宽的距离，保证幼儿有足够的进餐空间，并方便幼儿进出。对于需要协助进食的幼儿，幼儿专用餐椅可将幼儿固定在一个地方，营造就餐仪式感，也便于对幼儿进行观察与照护。

（2）清洁餐桌。清洁餐桌的消毒液一般用含氯消毒液或市售 84 消毒液。以 84 消毒液为例，应先按照使用说明配置消毒水，将消毒水放置在一个塑料盆或塑料水桶中，并做好标识，按照规范要求清洁餐桌（图 2-1）。

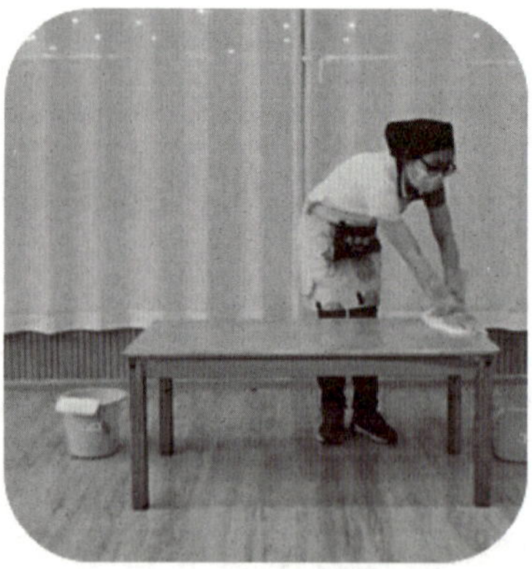

图 2-1 清洁餐桌

清洁餐桌的具体步骤如下：①用半湿抹布自上而下、从左至右擦拭餐桌，再擦拭餐桌四角边缘。在擦拭过程中，一般擦拭一遍之后翻转抹布再擦一遍，保证每一遍擦拭用的都是干净的一

笔记栏

面。②用配制好的消毒水消毒桌面，擦拭过程同①。③静置 20 分钟后，再用抹布蘸清水擦拭桌面，擦拭过程同①。④擦拭一张桌子后搓洗一次抹布，再擦拭下一张餐桌。

餐桌的清洁

（3）摆放餐具。保育师从食堂取回消毒的餐具，返回途中餐具上必须盖上消毒布或盖子，防止掉落灰尘或蚊蝇接触餐具。保育师将取回的餐具放在餐前准备桌上（原则上不允许在玩具柜、茶杯箱上等处摆放饭菜），同时根据餐具的用途、材料、大小等进行整齐摆放，陈旧的餐具要及时更新。

（4）调节餐厅温度及光线。用餐前，调节好餐厅的温度及光线，确保室内光线明亮，温度适宜，环境安静，利于用餐。

2. 组织分发或自拿餐具

幼儿进餐前 20 ～ 30 分钟，保育师应做好餐具的分发工作，不可过早，避免餐具污染。

（1）组织分发或自拿餐具准备。保育师按机构要求将双手洗净，换好工作服，系好围裙，戴好卫生帽和口罩，并组织幼儿洗净双手；将消过毒的餐具从消毒柜中取出，餐具份数要与幼儿人数一致。为了培养幼儿独立进餐的技能，从辅食添加之初，就要坚持使用小勺、杯子和碗等餐具。

（2）保育师分发餐具。保育师可自行为幼儿分发餐具。具体分发要点：将碗从餐盘中取出，摆放在正对椅子的桌面上；勺子或筷子放在碗上，分发时手应捏在勺柄处和筷子略粗的一端。

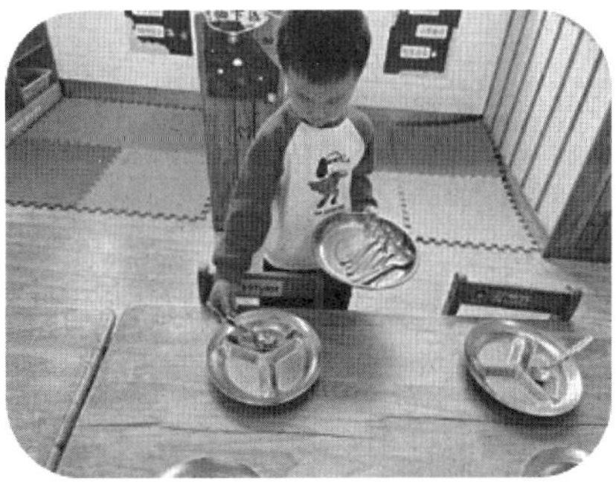

图 2-2 幼儿分发餐具

（3）指导幼儿分发餐具。对于 2 岁以上幼儿，保育师可以鼓励参与协助分餐、摆放餐具等活动。对于大班和中班的幼儿，为培养幼儿良好的餐桌礼仪习惯，以及愿意为他人服务的优良品质，提高幼儿的自理能力，提升进餐的乐趣，保育师可分配值日生领取和分发餐具，如图 2-2 所示。此时，保育师的工作重点是，鼓励值日生及对其进行指导和管理。为提高值

笔记栏

日生的热情，促使全班幼儿争当值日生，乐于为其他幼儿服务，保育师可设计朗朗上口的儿歌，如“值日生，不怕累；吃饭前，做准备；小围裙，身上系；摆桌椅，发餐具”。在幼儿分发餐具的过程中，若餐具落地，保育师应立即更换。

在分发餐具的前20分钟，保育师应将餐具一摞摞地准备好（一般5～6个为一摞），并提醒值日生在开饭前15分钟左右将手洗干净。分发餐具时，值日生每次拿一摞（或半摞）碗或盘，按座位的次序发放，保证一人一碗一盘。碗的位置应对着椅子的中间，离桌边一手掌的距离。盘子应摆放在碗的前面。分发勺子和筷子时，手应捏在勺柄处或筷子略粗的一端，勺子或筷子应放在盘子上，摆放整齐。

小检测

今天的值日生是鑫鑫和林林，两位值日生却因为由谁来分发餐具争论起来了。鑫鑫说：“老师，我要发勺子。”林林说：“不对，是我先拿到的，应该我发。”“就是我发，我先看到的。”“你不会，看你把盘子都发错了。”“没错，就没错。”……

如果你是保育师，请分析造成两位值日生争吵的原因，并制定改进措施。

（4）自拿餐具。幼儿自拿餐具时，应要求其以小组为单位，按顺序排队到指定位置自拿餐具，不要拥挤、争抢。为了防止幼儿拥挤，保育师应多准备容纳食物的器皿和盛饭菜的餐具，餐具摆放的位置不要过于集中。

为提高幼儿的进餐兴趣，并考虑不同幼儿手部精细动作的发展水平。保育师在准备餐具时可准备勺子和筷子两种，让幼儿在自取餐具时自主选择，可以选用勺子也可以选用筷子，给予其充分的选择权。幼儿自取餐具摆放的指导方法是，幼儿洗手后自取两个碗、一把勺子（或一双筷子）之后入座。碗一前一后摆放在桌子上，勺子放在离自己最近的碗中（或将筷子放在碗的右侧）。

小提示

（1）分发餐具的时间不宜过早，以免餐具受到污染。通常以餐前

20 ～ 30 分钟开始分发为宜。同时，教育幼儿不要用手触摸餐具内部，以免餐具受到污染。

（2）在分发过程中，如果餐具不慎掉落在地上，应立即更换。

3. 饭菜的保温与卫生

保育师在组织幼儿进餐时，要注意饭菜的保温、保洁，防止幼儿烫伤或幼儿因饮食偏凉、不卫生等发生腹泻。具体工作包括秋冬季保温、春夏季降温、饭菜保洁三大项。

（1）秋冬季保温。进入秋冬季节，天气转冷，为保证幼儿能吃上热饭、热菜，保育师应采取多项措施做好饭菜保温工作。具体如下：①尽量缩短取饭时间，面食和饭菜用盖子盖好，既可以保温，又可以防止灰尘进入；②将盛饭菜的容器放在暖气旁边，以减缓饭菜的散热速度；③分餐时及幼儿进餐时要关好窗户，第一次盛饭菜时可盛少量，之后随吃随添，保证每个幼儿吃上热饭菜；④分好饭菜后，做好剩余饭菜的保温工作，及时将容器盖盖好，保证再次添饭添菜时饭菜是温热的。

（2）春夏季降温。进入春夏季节，保育师在分餐前可采取以下降温措施：①提前到厨房提取饭菜；②饭菜取回后，打开餐盖散热；③允许时，用饭勺来回搅拌加快散热；④放在风扇下或通风好的地方散热。

（3）饭菜保洁。污染、变质、不干净的饭菜所含细菌多，幼儿食用后，往往会出现腹泻、腹痛甚至中毒现象。因此，保育师应做好饭菜保洁工作。春夏季节气温高，细菌繁殖快，食物容易变质。保育师在分餐前应首先用眼看、用鼻闻，如发现菜品有异，立即停止分餐并查明原因，采取措施。尤其在炎热的夏季，蚊虫多，饭菜容易受污染。因此，保育师可以在盛饭菜的容器上加盖防蝇罩，防止苍蝇、飞絮等污染饭菜。

同时给幼儿生吃的瓜果要做好清洗工作。不同类型的水果有不同的清洗要点，具体如下：①皮可食用的瓜果，如苹果、西红柿、梨，用果蔬清洁剂浸泡 10 分钟左右，再用流动的水反复冲洗干净；②剥皮食用的瓜果，如西瓜、哈密瓜，用蔬菜刷或者未使用过的牙刷，在流动水下刷洗表皮 30 ～ 60 秒；③成串的果蔬，如葡萄，去除茎后，放

笔记栏

入沥水器皿中，然后用自来水喷嘴冲洗至少 60 秒（注意，小班及以下幼儿尽量不要食用此类果蔬，以免堵塞呼吸道）。

二、进餐前的心理及活动准备

1. 营造良好的进餐心理环境

进餐的心理环境指进餐时的气氛及幼儿的精神状态。让幼儿保持一个轻松愉快的进餐心情，可以促进幼儿消化腺的分泌，增进食欲，提高膳食质量和消化吸收。为调动幼儿进餐的积极性和主动性，达到愉快进餐的目的，保育师应在幼儿安静下来后，把桌上的色香味俱全的各种菜肴介绍给幼儿，与幼儿一起说出食物的名称后再给幼儿盛饭，让幼儿在视觉上直观感受到进餐的乐趣，从而让其专心用餐。具体来说，托幼机构可从以下五个方面营造良好进餐心理环境。

（1）用音乐律动和手指游戏等方式组织幼儿盥洗。餐前的洗手是必不可少的程序。为避免拥挤，可采用分组的方式进行，一组幼儿洗手，剩余幼儿做律动，洗手回来的幼儿需随时跟进。这既可以照顾到幼儿洗手时间的差异，又可保证幼儿洗干净的手不会被再次弄脏。

（2）调节进餐气氛。调节好餐厅的气氛，为幼儿创造温馨、舒适、美观、平静的进餐环境。但周围不宜有过多的玩具，否则容易分散幼儿的注意力。具体来说，可通过播放背景音乐、儿歌等，让幼儿在舒缓、愉快的情绪下进餐。在背景音乐的选择上，应以钢琴曲、轻音乐为主，应注意音乐音量要适宜。

（3）创设宽松的进餐环境。良好的进餐环境有利于促进幼儿消化腺的分泌，激起进餐食欲，有益幼儿身体健康发展。集体进餐能够让幼儿积极适应集体生活，生活自理能力提高。一般来说，保育师可采取以下措施：①允许幼儿自由选择座位，选择和自己的好朋友一起进餐；②不强迫幼儿进食，不批评或体罚进食慢的幼儿；③多给幼儿一些进食时间，不在进餐活动中处理有关纪律的问题；④只在幼儿请求帮助时，采取必要的措施。

（4）为幼儿创造一个自我完成的机会。幼儿不到 1 岁时即可以鼓励尝试自己进食，培养进餐兴趣；1 ～ 2 岁的幼儿，可以鼓励和协助其进食，顺应喂养；2 ～ 3 岁的幼儿要鼓励其参与协助分餐、摆放餐具

笔记栏

等活动。幼儿在3岁后，便开始慢慢寻求独立，愿意自己做好自己的事，有自我完成的欲望。此时，保育师可通过正确引导，帮助其学习如何收放餐具，如何自取食物，并做到不浪费粮食、不挑食等，养成自己的事情自己做好、不依赖他人的好习惯。

（5）为幼儿创造一个融洽交往的场所。为幼儿创造一个与同伴融洽交往，与保育师、教师积极互动的场所，使幼儿在语言能力、知识经验、人际交往等方面的能力有所发展。幼儿与同伴互相交流、互相帮助，经常同保育师、教师交流自己的想法，有利于形成融洽的班级气氛，有助于幼儿愉快地进餐，体会进餐的快乐。

小提示

餐前活动需要注意如下事项。

（1）活动量的调整。适量运动会使幼儿食欲上升，但餐前活动量应放缓，确保幼儿情绪平稳。此时可引导幼儿观看食谱，激发其进餐欲望。

（2）情绪调整。餐前避免幼儿过于兴奋或压抑情绪。不要在餐前批评幼儿，影响幼儿进餐时的情绪。要播放优美、轻松的音乐，安抚幼儿的情绪。

（3）洗手时间把握。教师和保育师尽可能把握时间，实现幼儿洗完手就自然进餐，不必统一开始进餐。

2. 介绍饭菜的营养成分

保育师有责任在每餐前为幼儿介绍食谱及饭菜所含营养成分，通过合理的讲解激发幼儿进餐的欲望，让幼儿了解饮食营养知识，改变幼儿不爱吃饭、挑食、偏食的不良习惯。

（1）幼儿饭菜营养知识。在介绍幼儿饭菜的营养前，保育师应对各种食物中的营养成分有所了解。食物中的营养成分是影响幼儿身体健康的最重要的因素，食物种类不同，其主要营养成分也大不相同，如表2-1所示。

表 2-1　食物种类及营养成分

食物种类	主要营养成分	代表食物
粮谷类	碳水化合物、蛋白质、B 族维生素，一定量的膳食纤维及磷、钙、铁等	大米、面粉、玉米、小米、高粱等
豆类及其制品	蛋白质、油脂、碳水化合物、钙、铁、B 族维生素等	大豆、红豆、绿豆、豌豆等
蔬菜水果类	纤维素、胡萝卜素、维生素 C 和钙、铁、钾、钠等	花椰菜、黄瓜、胡萝卜、芹菜、柑橘、山楂、猕猴桃等
畜禽肉类	优质蛋白质、脂肪、无机盐、维生素 A 和维生素 B_2 等	猪肉、牛肉、鸡肉等
鱼等水产品	优质蛋白质、脂肪、铁及钙等无机盐和微量元素等	鱼、虾、海带、紫菜等
蛋类	蛋白质、维生素 A、维生素 D 和维生素 B_2 等	鸡蛋、鸭蛋等
奶类	蛋白质、钙、维生素 A、维生素 B_2 等	鲜牛奶、奶粉等

（2）幼儿膳食计划。平衡膳食模式是最大限度保障人体营养需要和健康的基础。食物多样是平衡膳食模式的基本原则。幼儿每天的膳食应包括谷薯类、蔬菜水果类、畜禽鱼蛋奶类、大豆坚果类、烹调油盐类等食物。建议每人每天摄入 12 种以上的食物，每周 25 种以上。幼儿膳食基本要求为：①食物多样，谷类为主；②多吃新鲜蔬菜和水果；③经常吃适量的鱼、禽、蛋和瘦肉；④每天喝奶，常吃大豆及其制品；⑤膳食清淡少盐，正确选择零食，少喝含糖高的饮料；⑥食量与体力活动要平衡，保证正常体重增长；⑦不挑食、不偏食，培养良好的饮食习惯；⑧吃新鲜卫生、未变质的食物。

小提示

根据幼儿消化系统的特点，托幼机构应为幼儿每天安排“三餐两点”。加餐与正餐之间应间隔 1.5 ～ 2 小时，正餐间隔时间不少于 3.5 小时，不超过 4 ～ 5 小时，保证幼儿进餐时既有食欲，又不至于过分饥饿。另外，所供应的食物应选择新鲜、天然、营养丰富、易消化的食物。

根据《中国居民膳食指南（2022）》，1 ～ 2 岁幼儿每日辅食推荐量如下：继续母乳喂养，母乳 400 ～ 600 毫升；谷物类 50 ～ 100 克；蔬菜、水果类各 50 ～ 150 克；蛋类 25 ～ 50 克；肉禽类 50 ～ 75 克；油 5 ～ 15 克；盐 0 ～ 1.5

克。2 岁以上幼儿各类食物每日建议摄入量如表 2-2 所示。

表 2-2　幼儿各类食物每日建议摄入量

食物组	食物种类	每日建议摄入量	
		2～3 岁	4～5 岁
第一层 谷薯类	谷类	75～125 克	100～150 克
	薯类	适量	适量
第二层 蔬菜、水果类	蔬菜	100～200 克	150～300 克
	水果	100～200 克	150～250 克
第三层 畜禽、鱼、蛋类	畜禽肉鱼	50～75 克	50～75 克
	蛋类	50 克	50 克
第四层 奶、大豆、坚果类	奶类	350～500 毫升	350～500 毫升
	大豆（适当加工）	5～15 克	15～20 克
	坚果（适当加工）	--	适量
第五层 烹调油盐类	烹调油	10～20 克	20～25 克
	食盐	＜2 克	＜3 克

注：本表适用于满 2 周岁至满 6 周岁前（2～5 岁）的幼儿；每日食物建议摄入量按幼儿能量需求，2～3 岁 1000～1250 千卡 / 天，4～5 岁 1250～1400 千卡 / 天。

育婴专栏

根据《中国居民膳食指南（2022）》，0～6 个月婴儿母乳喂养的关键推荐如下：尽早开奶；第一口吃母乳；纯母乳喂养，不需要补钙；每日补充维生素 D 400IU；回应式喂养；定期测量体重和身长。

根据《中国居民膳食指南（2022）》，7～12 个月婴儿每日辅食推荐量具体如下：继续母乳喂养，母乳 500～700 毫升；谷物类 20～75 克；蔬菜、水果类各 25～100 克；蛋类 15～50 克，至少一个蛋黄；肉禽鱼类 25～75 克；油 0～10 克；盐不建议额外添加。

（3）介绍饭菜营养成分的人员。介绍饭菜内容和营养成分的人员，可根据幼儿年龄及实际情况由保育师或幼儿来担任。

①由保育师介绍。保育师介绍饭菜时应做到表情自然、愉快，语言生

动，内容活泼，既能准确地介绍饭菜的营养和口感，又能提示该营养对幼儿的有益作用，激发幼儿的食欲。保育师在为幼儿介绍饭菜的营养成分时，可采用多种方式引起幼儿进餐的兴趣，如用颇具感染力的语言、语调等。

②由幼儿代表介绍。中班、大班的幼儿已经具备一定的语言表达能力，而且有了为他人服务的意识。此时，保育师可选择某个幼儿担任介绍人，为大家讲解饭菜的内容和营养成分。在介绍饭菜营养成分前，保育师应对幼儿进行适当的指导，使幼儿能够用生动、形象、连贯的语言描述饭菜。刚开始实行幼儿介绍饭菜时，保育师可挑选语言能力强、活泼外向的幼儿担任介绍人，然后依次让每一个幼儿进行讲解。

小妙招

小小播报员

为了提高幼儿进餐的积极性，可以开展“餐前播报”活动。大班幼儿有了一定的独立性，为了锻炼其表达能力，每天可以由值日生提前一天在家中和家长一起收集当天食谱的相关营养知识，在每餐前扮演小小播报员，播报当餐的食谱和营养价值。中班、小班幼儿自主性尚弱，对于饮食的营养价值认识不清。教师可事先了解当天的菜谱，搜索并下载菜肴营养价值的图文信息，在餐前给幼儿看。色彩艳丽的图片加上教师生动的描述，不仅能让幼儿了解各种食物对自己身体生长的好处，还能营造幼儿想吃、乐吃、爱吃的心理氛围。而当保育人员把饭菜端到自己班上时，饭菜的香味便再次调动了幼儿的食欲。

（4）介绍饭菜营养成分的方式，主要包括通过语言描述和组织活动介绍。

①通过语言描述介绍饭菜的营养成分。运用生动、准确的语言介绍饭菜的营养成分，可正面引导幼儿，提高幼儿进餐的兴趣，如“我闻到了好香的味道，小朋友闻到了吗？让我们猜猜今天吃什么？今天的牛肉萝卜可真有营养啊，吃了一定长力气……”通过调动幼儿视觉、味觉等感觉器官，增加幼儿食欲。

②通过组织活动介绍饭菜的营养成分。在介绍饭菜营养时，为提高幼儿的兴趣，增强幼儿对食物营养的认知及记忆程度，保育师还可以采取形式多样的活动来介绍，如猜谜语、有奖问答、表演节目等。具体活动形式可

根据饭菜的内容、幼儿的实际情况灵活运用。

传统美食汇

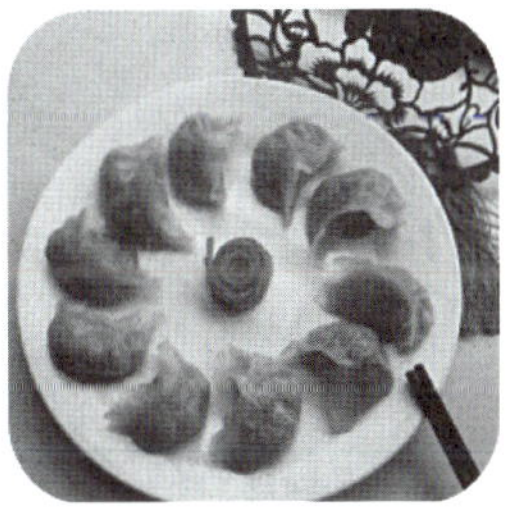
图 2-3 饺子

饺子是我国的传统面食（图 2-3），是大部分地区春节必吃的年节食品，深受广大人民的喜爱。通常，饺子是用面皮包馅制作而成的，面皮和馅有多种变换，烹饪方式也有很多种。饺子原名“娇耳”，据说是东汉人张仲景发明的，最初作为药用。关于饺子有一句流传广泛的民谚“大寒小寒，吃饺子过年”。

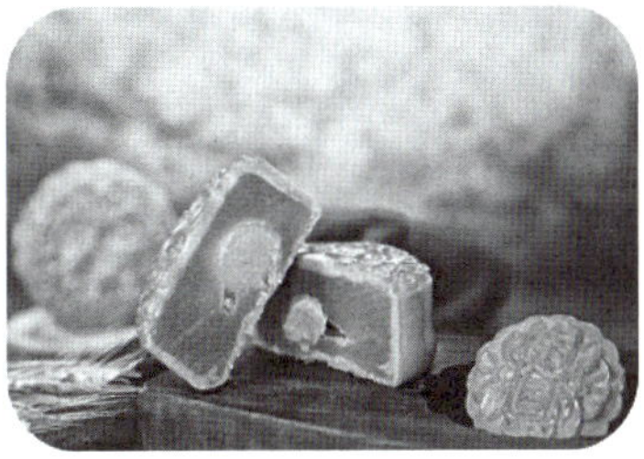
图 2-4 月饼

月饼（图 2-4），又称月团、丰收饼、团圆饼等，是中国的传统美食之一。月饼最初是古代中秋用来祭拜月神的供品，传承下来，便形成了中秋吃月饼的习俗。中秋节吃月饼和赏月是全国各地过中秋节的不可或缺的习俗。月饼象征着大团圆，人们把它当作节日食品，用它祭月、赠送亲友。

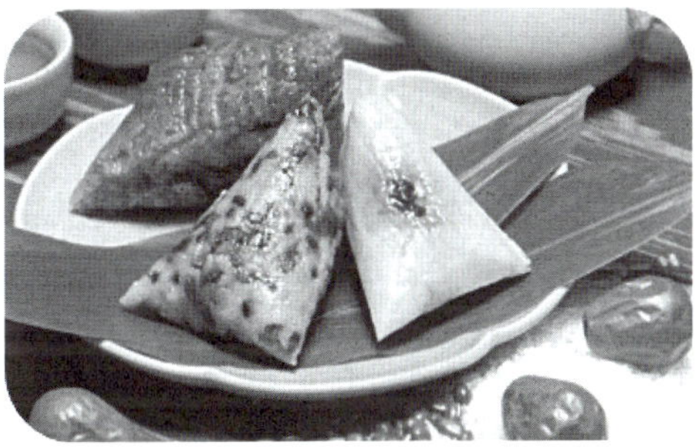
图 2-5 粽子

粽子是由粽叶包裹糯米蒸制而成的食品（图 2-5）。粽子形状多样，主要有尖角状、四角状等。从口味上分，粽子有咸粽和甜粽两大类。粽子是历史文化积淀深厚的传统食品之一。端午吃粽子的风俗，千百年来盛行不衰。

步骤二　任务实训

说明：教师和同学们可以灵活地组织实训活动，每节课可以选择一个或几个活动，也可以组织综合活动。本书提供的实训活动一般以小组为单位开展，每小组以 6 人为宜，同时建议以小组为单位开展实训评价。每个实训任务结束后，及时在实训评价表中开展评价。

实训一：学习餐桌清洁技能

（1）观看操作视频，学习餐桌清洁操作技能要点。

（2）两名学生同时开展练习，其他学生观察这两名学生的做法。

（3）在第一次操作结束后，请其他学生指出这两名学生操作的不足之处。

（4）这两名同学再次进行练习，改进和巩固技能。

（5）组内其他同学两两一组，进行餐桌清洁技能的学习。

实训二：角色模拟分发餐具活动

（1）将组内 6 名同学分成 3 组：2 名模拟保育师，2 名模拟中班幼儿，2 名模拟大班幼儿。

（2）2 名保育师分别进行分发餐具练习。

（3）2 名保育师分别指导 2 名中班幼儿值日生分发餐具。

（4）2 名保育师分别指导 2 名大班幼儿自取餐具。

（5）轮换角色，再次进行分发餐具练习。

实训三：介绍饭菜评比

（1）教师给每组布置 3 种食物，班级内组与组之间的食物可以相同，也可以不同。

（2）组内要求每两人介绍同一种食物，每人准备时间为 10 分钟。

（3）组内成员轮流介绍食物，每人的介绍不少于半分钟。

（4）每组投票选出介绍得最好的成员，开展组间评比。

实训四：餐前准备综合实训

（1）教师给出模拟用餐环境，包括托幼机构内某个年龄班的进餐时间、所处季节、食堂准备的食物等，情景描述越具体越好。

（2）每组内 6 名同学，其中 2 名模拟保育师，4 名模拟幼儿，开展餐前准备。组内开展自我评价和他人评价，教师最后综合评价。

（3）组内轮换角色，每名学生都要进行保育师角色的餐前准备活动。

（4）还可以开展其他组内和组间评比活动，比如在规定时间内完成操作、组间同项练习评比等。

步骤三 实训评价

实训评价的要点、标准及评价结果参见表 2-3。

表 2-3 实训评价

实训	评价要点	评价标准	自我评价	组内评价
学习餐桌清洁技能	掌握餐桌清洁技能	知道消毒清洁在餐前 30 分钟开始准备		
		熟练掌握餐桌消毒清洁技能		
		在练习中注意提高自己的技能水平和效率		
角色模拟分发餐具活动	掌握分发餐具的技能和要求	按要求领取幼儿午餐食物和所需器皿		
		做到均匀有序地分发餐具		
		模拟指导中班、大班值日生协助分发餐具		
介绍饭菜评比	掌握介绍饭菜的方法和技巧	熟练掌握幼儿饭菜营养知识，介绍时言之有物		
		介绍饭菜的方式新颖有趣		
餐前准备综合实训	餐前物质环境营造	四个重点涉及全面		
	组织分发或自拿餐具	卫生，按需，针对幼儿年龄		
	饭菜保温与卫生	针对季节需要，清洁卫生		
	餐前心理环境创设	创设形式丰富、有趣		
	饭菜营养成分介绍	能熟练、生动地介绍不同年龄幼儿的饮食		
实训总评价：优秀□　良好□　合格□　不合格□ 其他评价建议： 教师：				

注：评价标准是基于一般情况而定的，若实际情况不同，也可以稍做调整。“自我评价”和“组内评价”可参照评价标准，概括地评定为“优秀”“良好”“合格”或“不合格”，同时写出评价的理由。“组内评价”一般由组长主持、组内讨论得出，并由组内记录人统一填写。“其他评价建议”由教师根据课堂观察和实训表现，并结合小组实训结果给出。

步骤四　总结提高

记录知识学习和实训操作中遇到的困惑或难题，尝试寻找解决方法，并将自己的学习感悟和收获填入表 2-4。

表 2-4　学习感悟和收获

学习中的困惑	解决的方法	学习收获（技巧、方法等）

笔记栏

任务二 幼儿进餐时照护

任务导入

幼儿在托幼机构的一日三餐是生活活动中的重要组成部分。运用符合幼儿年龄段特点的方式方法对其进行进餐照护，不仅有助于培养幼儿良好的进餐习惯，促进幼儿的身心和谐健康发展，也有助于托幼机构建立良好的秩序。

保育师要认真地观察幼儿的进餐活动，了解幼儿的进食量、精神状态、偏食现象、餐具的使用情况等，记录好幼儿的进餐情况。尤其要注意对特殊幼儿（如体弱儿、肥胖儿）的进餐照护，还要掌握幼儿进餐时突发事件的应对方法等。

任务目标

模拟完成分发和添加饭菜、引导用餐的实训活动。对特殊幼儿用餐照护、进餐突发情况应对及进餐安全隐患与预防等主题进行讨论。掌握幼儿进餐时照护的相关知识与工作技能。

任务准备

以下物品为每组一套（以 6 人一组为例），每组需准备的材料有：

（1）音像设备：摄像机（可以用手机代替）、视频播放设备（所有组共用 1 套）。

（2）家具：幼儿用长方桌子 1 张，椅子 6 把。

（3）分餐用具：卫生帽、围裙、口罩每人 1 套；备餐车（方便推着分发餐具和饭菜）1 辆，饭盆（一个盛饭、一个盛菜、一个盛汤）3 个，饭勺、汤勺、食品夹各 2 个，米饭、菜肴替代品若干，幼儿用菜盘、饭碗、汤碗、汤勺、筷子各 4 套，盛放果皮的空碗 1 个。

笔记栏

任务实施

步骤一　知识准备

一、给幼儿分发或添加饭菜

1. 前期准备

（1）保育师洗净双手，穿好工作服，系好分餐用围裙，戴好卫生帽、口罩。

（2）保育师将饭菜放到幼儿接触不到的安全的位置，避免幼儿打翻、碰倒，甚至烫伤幼儿。

（3）保育师指导幼儿停止活动，有序坐到座位上。对于 1 ～ 2 岁的幼儿，还要帮助其戴上围嘴。

2. 分发饭菜

（1）分发饭菜首先应做到有序、安全、公平、按需，可以采用少盛多添方式。按照幼儿的平均摄食量，发给每个幼儿等量的食物（图 2-6）。

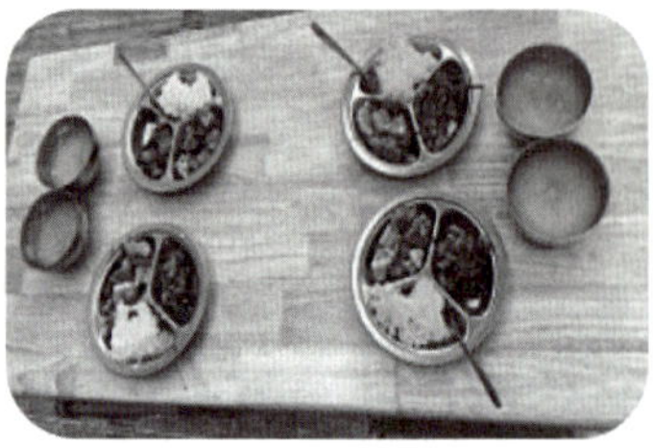

图 2-6　等量的饭菜

（2）分发饭菜时应用指定餐具，将饭菜分别盛在餐盘和碗中。若使用餐盘进餐，需将两道菜及主食盛到盘中，注意两道菜不能混盛，主食不要泡到菜汤中。

（3）分发馒头、花卷等主食时，应用食品夹。

（4）要将饭、菜、汤等食物均等、齐全地分发给每一个幼儿，避免幼儿单一摄食。

（5）如遇上鱼、虾、排骨等带刺、带皮或带骨的食物，尤其是小班及以下幼儿，应在进餐前帮助幼儿剔刺、去皮、拆骨等。对于大班幼儿，可指导他们自行处理。

（6）为幼儿端饭时，不得从幼儿头顶掠过，以免烫伤幼儿。

（7）对生病幼儿、过敏体质幼儿或小班及以下幼儿，保育师应特别照顾，给予更多关照。

笔记栏

3. 添加饭菜

（1）巡视幼儿用餐。保育师在巡视过程中应注意以下两点。

①应仔细观察每一个幼儿的进餐行为、进餐情绪、进餐速度、进餐量和对食物的偏好等，发现问题及时处理。

②若出现幼儿打翻饭碗或有呕吐的情况，不要训斥幼儿，要及时清理，给幼儿重新盛上饭菜。呕吐严重者需通知卫生保健员或医生。

（2）适时添加饭菜。保育师要注意以下三点。

①根据幼儿平时的食量，及时为幼儿添加饭菜。幼儿的代谢水平各不相同，可根据幼儿体格发育情况，在正常范围内让幼儿顺其自然地选择进食的多少，不必按固定模式过度喂养。

②添加饭菜时注意安全，以免烫伤幼儿。

③鼓励幼儿不浪费饭菜。同时注意，与成人一样，既不能强迫幼儿进食，也不能过分迁就幼儿进食。

小妙招

通过学古诗培养美好品德。

悯农（二）

［唐］李绅

锄禾日当午，汗滴禾下土。
谁知盘中餐，粒粒皆辛苦。

二、引导幼儿独立进餐

为培养幼儿的进餐兴趣和独立进餐能力，同时锻炼幼儿的手部精细动作，提高手眼协调能力，保育师可引导幼儿自己独立进餐。对于年龄太小、自理能力较差的幼儿，保育师前期应以辅助进餐为主，后期再耐心进行引导。

幼儿进餐指导

1. 引导幼儿养成正确的进餐姿势

引导幼儿独立进餐前，保育师应教会幼儿正确的进餐姿势。正确的进餐姿势是：身体坐端正，不左右摇晃；左手扶碗，右手拿勺子或筷子，双手配合协调一致。另外，对于左利手的幼儿应给予个别指

笔记栏

导。但2岁以内的幼儿尚未学会熟练地使用勺子，还需要保育师细心指导。幼儿初学用勺子吃饭时，保育师不应过分强调抓握姿势。若在进餐中出现一只手疲劳后，可改用另一只手，不要限制。

为了使幼儿掌握正确进餐的姿势，保育师可通过儿歌的形式开展教育，如“小椅子，放放好，上面坐着乖宝宝；左手碗，右手勺，身子靠紧桌子前；细细嚼，慢慢咽，自己吃饭真能干”，也可以利用讲故事的方式培养幼儿文明进餐的习惯。保育师也可通过故事引导、榜样示范法为幼儿树立榜样，用氛围感染他们，同时也可以请进餐姿势标准的幼儿做示范，让幼儿明白正确的进餐方式。有的幼儿需要用专用餐椅进行约束，如果没有专用餐椅，可将幼儿的后背和左右用被子等类似的物品圈住，以免幼儿随便挪动。

小妙招

正确使用筷子的方法（如图2–7所示）

（1）用拇指和食指夹住两根筷子的上部约1/3的位置。

（2）将下面的一根筷子的底部靠紧无名指，用拇指压牢上面的一根筷子。

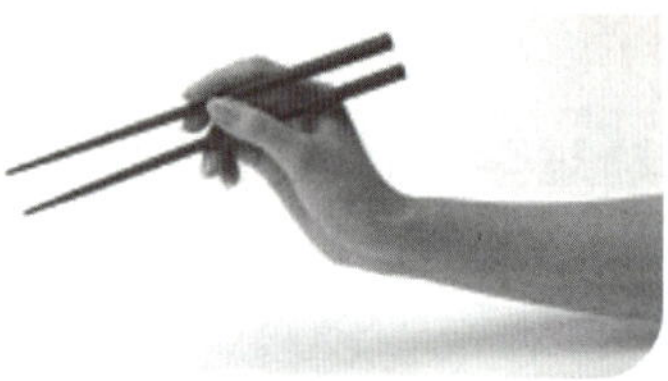

图2–7　正确使用筷子的方法

（3）用食指和中指的指尖夹住上面一根筷子。

（4）使用时只需活动中指和食指。

注意事项：①筷子的两端要对齐；②餐前筷子要整齐地放在饭碗右侧；③餐后要把筷子整齐地放在饭碗上；④使用筷子时，不要用筷子敲击任何物品，也不要把筷子的一端含在嘴里。

2. 指导幼儿正确进餐

（1）明确幼儿正确进餐的要求。保育师应鼓励幼儿独立进餐，同时对进餐表现良好的幼儿进行表扬，以激励幼儿遵守进餐秩序。具体来说，保育师应提前讲述进餐要求，让幼儿知道怎样进餐才是正确的。

幼儿正确进餐的要求一般有：①有序取放餐具。有序取放餐具是幼儿在集体生活中应该具备的好习惯。保育师应帮助幼儿建立秩序感，

笔记栏

在幼儿取餐具时，多多提醒幼儿轻拿轻放，不要让碗或勺发出叮叮当当的声音。②进餐时要安静，不东张西望，不说笑打闹，同时不打扰他人进餐。③进餐时不撒饭，不乱丢食物残渣，保持桌面、地面和衣服的整洁。④不挑食、不偏食，不吃掉在地上的食物，不吃汤泡饭。为使幼儿自觉做到不吃汤泡饭，保育师应通过生动的语言向幼儿描述吃汤泡饭的危害。⑤能自己掌握吃饭的量，不暴饮暴食。要求幼儿小口进食，闭口咀嚼，细嚼慢咽。口中食物过干时，可喝一口汤水。⑥咽完最后一口饭再离开座位，饭后不剧烈运动。初学进餐，幼儿会弄脏自己的衣服和周围的环境，也会出现用手抓饭菜的情况，保育师要宽容、有耐心，以鼓励和表扬为主。保育师应和教师一起观察幼儿的进餐情况，不能聊天、玩手机或空岗，避免不能及时发现并处理意外情况；对于出现的问题随时进行提醒，若发现幼儿有不良情绪或特殊情况，应及时处理。

小课堂

幼儿不宜吃汤泡饭的原因主要如下。

（1）易有饱胀感。用汤泡饭，其容量会增加，吃了容易感到饱胀，从而减少饭菜摄入量，影响幼儿身体发育。

（2）影响咀嚼功能发展。汤泡饭便于吞咽，咀嚼减少，长此以往可能造成其咀嚼功能缺少训练，严重时会影响面部肌肉的对称和美观。

（3）导致食欲减退。吞食汤泡饭减少了咀嚼动作，相应地也减少了咀嚼反射作用，胃、胰、肝、胆囊等分泌消化液的量也会减少。

（4）影响消化。不经咀嚼的饭会增加肠胃的负担，而过量的汤水又会将胃液冲淡，从而影响消化吸收，甚至引发胃病。

（2）有效指导幼儿独立进餐。①幼儿在进餐过程中，保育师应态度温和，不批评、不催促、不比赛，以免影响幼儿的进餐情绪。②幼儿在进餐时，保育师一般不要做清理卫生工作；如果出现大量撒饭现象，清理应及时、迅速，以免打扰幼儿正常进餐。③幼儿在进餐时，保育师不宜大声说话，以便营造安静的进餐氛围。

笔记栏

育婴专栏

幼儿的进餐行为随着年龄的增长由被动进餐过渡到主动进餐，而且年龄越小受家长进餐行为的影响越大。1 岁以内的阶段是人类进餐的探索期。这一时期婴儿对餐具、食物产生浓厚的兴趣，部分婴儿在 10 ～ 12 个月时就可学习自己用勺，一般在 1 岁后可断奶瓶。在婴儿期，保育师、家长等婴儿的教养者不能因饭菜会弄脏衣服、手而不让婴儿自己进餐，应该让婴儿去探索、去感觉。

3. 引导幼儿养成良好的进餐习惯

养成良好的进餐习惯是托幼机构保育工作的重要目标。《托育机构保育指导大纲（试行)》指出，3 岁以下幼儿营养与喂养的保育目标之一是让幼儿养成良好的饮食行为习惯。《3—6 岁儿童学习与发展指南》指出，要帮助幼儿养成良好的饮食习惯。如何让幼儿爱上进餐，避免幼儿偏食、挑食，是保育师工作的重要内容。具体来讲，应针对不同的幼儿实施不同的指导方法。

（1）座位调整法。保育师和教师可以依靠集体的力量帮助幼儿养成良好的进餐习惯，把进餐慢、挑食的幼儿同进餐快的幼儿“混搭”，让其受到感染和鼓舞，也能够吃得快、吃得香。幼儿进餐时的环境应该是安静、愉快、轻松的，不要让他们感到紧张或压抑，要在幼儿进餐的同时，积极营造一种欢快的气氛，使幼儿能够吃得香甜，同时还应注意认真细致观察幼儿进餐的情况，诸如餐具的使用方法、坐姿、咀嚼食物的方法以及进餐时幼儿的情绪状况等。对于食欲不佳或吃饭较慢的幼儿，要先弄清原因，然后给予指导和照顾，切忌大声呵斥，或随意催促幼儿“快点吃”，也不要搞所谓的“比一比谁吃得快”的竞赛。幼儿要求添饭时，要看他们是否吃干净了，或者嘴里的饭是否咽干净了，尽量做到少盛多添。

（2）逐渐加量法和家中配合法。有些幼儿从小就不爱吃某种食物，因此要他们快速改正是不太现实的。对于这类幼儿，应采用逐渐加量的方法，从少量开始，慢慢地适应。同时家庭是幼儿成长的摇篮，家庭营养要以科学为指导，在保育师等托幼机构人员的指导下配合培养

笔记栏

幼儿的进餐习惯。

（3）以奖为主的奖惩结合法。工作中言出必行，做到奖罚分明。对于偏食、剩饭的幼儿，应适当鼓励他们改进，如通过发给幼儿一颗“进步星”小贴画等，调动幼儿的积极性，促使幼儿改正偏食、剩饭、撒饭的不良习惯。对于吃饭时总是边吃边玩、不讲卫生、饭粒掉满地的幼儿给予象征性的批评，从而教会他们约束自己。当这类幼儿稍有进步时，应及时给予鼓励和表扬，让他们更有信心独立进食。

4. 培养幼儿做好值日生工作

在进餐环节中，要根据幼儿年龄特点及实际发展水平有效发挥值日的作用，培养幼儿的劳动意识。重视幼儿值日生工作，尽可能挖掘值日生工作的教育价值，拓宽值日生工作范围，放手让幼儿去做。对大班幼儿，可以鼓励他们协助分餐、摆放餐具，可以为小朋友们盛饭、端菜；对小班幼儿，可以指导他们帮忙分发勺子和碗筷；中班幼儿可以餐前介绍食谱、擦桌子、洗抹布。保育师除充分信任幼儿能做好这些工作之外，还要树立其为小朋友们服务的意识，指导幼儿做好值日生工作，尽可能创造条件和机会支持幼儿自主发展。保育师可以耐心指导幼儿学会摆餐具、洗抹布、擦桌子，使幼儿了解准备进餐工作的顺序和步骤，独立地完成值日生工作。

三、对特殊幼儿的饮食调节与进餐指导

（一）对体弱儿的饮食调节与进餐指导

对体弱儿的饮食调节与进餐指导

体弱儿包括有缺铁性贫血、营养不良、反复呼吸道感染、生长发育缓慢或患佝偻病等情况的幼儿。体弱儿常常会挑食、偏食，他们食欲差，吃东西不香，且进食量小，有的甚至不会咀嚼，不能吃完自己的一份饭菜，吃饭速度慢。托幼机构对于体弱儿的照顾和关心是幼儿保教工作的重要内容之一，保育师应给予体弱儿更多的照顾和关心，注意他们的生长发育情况，使他们能够更好地成长。

1. 缺铁性贫血幼儿的饮食调节与进餐指导

幼儿缺铁性贫血的临床症状有精神不振、疲乏无力、头晕耳鸣、心慌气短、活动减少、食欲减退等。对于缺铁性贫血幼儿的饮食调节

笔记栏

及指导要点为加强营养，鼓励幼儿多吃优质蛋白及富含铁质和维生素C的食物，如绿叶蔬菜、动物肝脏、蛋类、牛肉等食物。同时，缺铁性贫血的幼儿也应多食橘子、芦柑、酸枣、猕猴桃、红枣等水果，以促进铁的吸收。

2. 营养不良幼儿的饮食调节与进餐指导

对于营养不良的幼儿，保育师在调节饮食及指导进餐的过程中，应掌握以下要点。

（1）培养幼儿良好的饮食习惯，做到喜食又有节制。设法纠正幼儿挑食、偏食、喝冷饮、吃凉饭的不良习惯，做到营养均衡。如果幼儿想吃凉性水果，最好安排在午饭后，且不可过量。在幼儿进餐时观察其饮食情况，通过鼓励的方式让幼儿独立吃完饭菜。对于独立进餐的体弱儿要及时表扬，使幼儿下次进餐时有更大的进步。

（2）对于生病的幼儿，针对其病因，安排膳食，做到饮食的个性化和多样化。增加高蛋白质和热能的食物，如谷类、肉类、薯类等。针对实际情况，采取多种引导形式，既不简单训斥，也不随意迁就。

（3）食前静，食后动。肠胃消化需要血液的支持，如果幼儿饭前活动量太大，血液都集中在肢体、肌肉等处，肠胃得不到充足的血液，会影响食欲和消化。而吃完饭后幼儿若一直坐着不动，容易造成食物在胃里滞留，也会影响消化吸收。此时可采取饭后散步等方式，帮助幼儿胃肠蠕动。

（4）愉快进餐，谨慎用药。幼儿进餐时如果情绪愉快，不仅饭吃得特别香，消化吸收也会特别好。另外，有些药物会伤及幼儿的脾胃，如经常使用抗生素可能造成幼儿腹泻。所以，药物应在医生的指导下使用，保育师不得自行添加。

小检测

到了吃饭时间，别的小朋友已经开始吃饭了，只有糖糖还坐着一动不动。老师问她为什么不吃饭，她说："我不饿！"眼看别的小朋友快吃完了，她才小声说："老师，你喂我。"

如果你是保育师，你要怎样培养她独立进餐呢？

笔记栏

（二）对肥胖儿的饮食调节与进餐指导

对肥胖儿的饮食调节与进餐指导

肥胖儿的饮食调节与进餐指导的重点在于，在不影响幼儿生长发育的基础上，减少其体重。具体来说，保育师应掌握以下两大要点。

1. 肥胖儿饮食及进餐要求

（1）调整饮食结构。饮食应以低脂肪、低碳水化合物和高蛋白质为主，如瘦肉、鱼、豆腐、豆浆、虾、肝等。一些肥胖儿的膳食结构不合理，主食量多，喜油腻和甜食，不爱吃蔬菜。需适当减少食量，少食多餐。

（2）调整进餐顺序。幼儿进餐前先吃水果或喝汤，再吃蔬菜和荤菜，最后吃主食。让其多食用蔬菜，如白菜、芹菜、油菜、萝卜和黄瓜等，使幼儿产生饱腹感，有效防止幼儿过度进食。

（3）控制进食速度。指导幼儿细嚼慢咽，每餐30分钟为最适宜。保育师要特别注意，不要催促幼儿进餐，以免使幼儿养成狼吞虎咽的不良进餐习惯。适当选择带刺、带骨的鱼肉，有助于锻炼幼儿咀嚼功能并减慢进食速度。

（4）加强体格锻炼。邀请家长参加相关讲座，了解幼儿身体肥胖的危害，与托幼机构一起配合，科学锻炼，合理饮食。

2. 肥胖儿进餐禁忌

（1）不要吃得过饱，不要进餐太快。

（2）少吃巧克力、糖果、甜饮料、甜点心等热量高的食物，尤其少吃快餐、油炸食品、膨化食品、肥肉、黄油等含脂肪多的食物。

（3）少吃香蕉、葡萄、橘子、西瓜等含糖量高的水果。

五、进餐时突发事件的应对

在进餐过程中，保育师要严格按照流程来指导幼儿用餐。但总有一些不安全因素，如因端饭等引起的泼洒或碰撞现象。应对进餐时的突发事件时，保育师要在保证幼儿安全的前提下进行妥善处理。

进餐时突发事件的应对原则为：①进餐时要尽量避免幼儿说笑打闹，防止异物进入呼吸道；②及时解决进餐中出现的意外问题，如呕吐、打翻碗盘、牙疼、肚子疼、哭泣等；③若发现幼儿进餐情绪低落、

笔记栏

食欲较差，应检查和询问幼儿是否发烧，有无牙疼、嗓子疼、肚子疼等症状。

1. 幼儿撒饭后的清洁

幼儿使用小勺或筷子进餐时，都要用手指、手腕等手部小肌肉群，并将手对餐具的控制动作与眼睛和嘴巴协调起来。当幼儿受到外部刺激或坐姿不正确时，难免动作不协调，也就免不了出现撒饭现象。

一般来说，幼儿撒饭后，保育师应按照以下步骤进行清洁处理。

①用干净毛巾或卫生纸等擦拭幼儿脸上及衣服上的污渍。污渍比较多时应为幼儿更换干净衣服。

②收拾起桌子上、凳子上残留的饭菜，扔进垃圾桶。

③用干净的抹布将桌子、凳子擦干净。

④将撒在地面的饭菜扫到一起，收拾干净。

⑤将从地面收拾起来的残留饭菜倒入垃圾桶。

⑥清洗抹布及双手后，稳定幼儿情绪，为幼儿重新盛饭，指导幼儿正确进食，避免再次撒饭。

幼儿撒饭后，保育师不要大声训斥幼儿，避免伤害其自尊心，预防其对进食产生排斥心理。一些年龄较小的幼儿，在撒饭后可能不懂得及时避开，如果饭菜温度较高，便容易被烫伤。因此，对于还无法采取自我保护措施的幼儿，保育师一定要多留意，一旦发现有撒饭现象，及时将幼儿带离餐桌，做好清洁工作。

对于经常撒饭的幼儿，保育师要循循善诱，通过游戏锻炼其自主进食能力，并注意培养其正确的进餐姿势和良好的进餐习惯。

2. 幼儿呕吐物的清洁

幼儿呕吐时，保育师应及时清理幼儿的呕吐物，将被污染的衣服、床单、被子及时更换，以免继续刺激幼儿，确保幼儿个人卫生和环境卫生。

（1）幼儿呕吐物清洁步骤主要如下。

①协助幼儿离开呕吐物，并及时辅助其漱口。

②若幼儿衣物上沾染了呕吐物，应及时为其更换衣服，并进行清洗消毒。

③观察呕吐物，判断是否有异。

笔记栏

④用扫帚和簸箕清扫呕吐物，用 1 ∶ 100 的 84 消毒液对呕吐处地面进行喷洒，10 分钟后，用干净的拖把将地面拖干净。

（2）幼儿呕吐物清洁注意事项主要如下。

①幼儿呕吐时，保育师应守护在其身边，给予安慰。如果幼儿属于卧床状态，保育师应将其扶起，保持坐立姿势，并将头侧向一边，以免呕吐物呛入气管，造成窒息或异物吸入肺部。

②幼儿呕吐后，保育师应帮助幼儿用温开水漱口，清洁口腔，祛除臭味，并视情况为其安排洗手或洗澡。

③短暂禁食。呕吐后应先暂时禁食 2 ～ 3 小时，包括温开水、牛奶等。

④保育师应及时向家长询问幼儿身体情况，了解幼儿呕吐的原因，以便就医。

⑤幼儿出现较严重的呕吐现象时，保育师应及时与家长取得联系，必要时请家长送幼儿就医。

⑥若幼儿们出现集体性呕吐，保育师应立即向所在托幼机构报告，判断是否有中毒可能并及时就医。

3. 进餐安全监护

（1）保育师应做好饮食卫生工作，同时不要把太烫的食物放到幼儿的餐桌上。在吃鱼时，要特别注意，防止鱼刺卡到幼儿喉咙。保育师在分发饭菜或幼儿在端汤的过程中，若不小心将汤洒在地面上，要及时清理。

（2）保育师应教育幼儿采取正确的进餐坐姿，不要将两脚伸得太开，以防绊倒别人。同时应预防幼儿在吃饭时打闹，以免造成不良后果。

（3）保育师应督促幼儿按时、专心吃饭，养成细嚼慢咽的良好习惯，但是也应掌握合理的度，循序渐进，否则容易适得其反，伤害幼儿的身心健康。有的幼儿身体不适或平时吃饭速度比较慢等，不能按时吃完饭菜。如果强行要求幼儿快速吃完，那么很可能导致幼儿出现胃肠不适等问题，甚至厌食。

笔记栏

步骤二 任务实训

教师和同学们可以灵活地组织实训活动，每节课可以选择一个或几个活动，也可以组织综合实训活动。本书提供的实训活动一般以小组为单位开展，以每小组 6 人为宜。同时建议以小组为单位开展实训评价，每个实训任务结束后，及时在实训评价表中开展评价。

实训一：学习分发和添加饭菜

（1）学习分发和添加饭菜的技能要点。

（2）请 2 名学生同时开展练习，其他学生观察这两名学生的做法。

（3）在第一次操作结束后，请其他学生指出这两名学生操作的不足之处。

（4）请这两名同学再次进行练习，改进和巩固技能。

（5）组内其他同学两两一组，进行分发和添加饭菜活动。

实训二：角色模拟引导用餐活动

（1）将组内 6 名同学分为 3 组：2 名模拟保育师，2 名模拟小班幼儿，2 名模拟大班幼儿。

（2）每名保育师分别指导 1 名小班和 1 名大班幼儿进餐。

（3）模拟幼儿角色的同学要注意模拟对象的年龄特点，可以适当给模拟保育师的同学提出一些问题，来考验其应变能力。

（4）组内轮换角色，再次进行引导用餐练习。

实训三：特殊幼儿用餐照护和对突发情况的应对

（1）教师给每组提出一些有关对待特殊幼儿用餐照护和进餐突发情况处置的题目。组与组之间的题目可以相同，也可以不同。

（2）组内同学讨论后作答，也可以课下准备，课上作答。

（3）小组推选一人回答问题。

（4）其他小组进行点评。

实训四：讨论进餐时的安全隐患与预防措施

（1）分组讨论进餐中存在的安全隐患、对幼儿可能造成的伤害和预防措施，汇总成表格（表 2-5）。

表 2-5　进餐安全隐患与解决

幼儿进餐时的安全隐患	对幼儿健康可能造成的伤害	应对方法与预防措施

（2）每组完成表格后，汇总后提交给教师。

（3）各小组对典型问题进行分享。

步骤三　实训评价

对实训进行评价，实训评价如表 2-6 所示。

表 2-6　实训评价

实训	评价要点	评价标准	自我评价	组内评价
学习分发和添加饭菜	掌握分发和添加饭菜的技能	必须用食品夹或消毒筷领取和分发食物		
		提供的食物温度适中，避免食物过烫、过冷		
		按照幼儿的平均摄食量，发给每个幼儿同等量的食物		
		知道要为幼儿剔出鱼刺或骨渣		
角色模拟引导用餐活动	掌握指导幼儿用餐照护要点	会引导幼儿养成正确的进餐姿势		
		注意提醒幼儿一口饭一口菜地交替用餐，要细嚼慢咽		
		会指导幼儿独立进餐，不挑食、不偏食		

续表

实训	评价要点	评价标准	自我评价	组内评价
特殊幼儿用餐照护和突发情况的应对	学会特殊幼儿用餐照护和突发情况的应对	会模拟对营养不良儿进行相应的照护		
		会模拟对肥胖儿进行相应的照护		
		知道幼儿撒饭后该如何清洁		
		知道如何清洁幼儿呕吐物		
讨论进餐时的安全隐患与预防	学会对进餐安全隐患的预防与应对	了解幼儿进餐时的安全隐患与预防措施		
实训总评价：优秀□　良好□　合格□　不合格□ 其他评价建议： 教师：				

注：评价标准是基于一般情况而定的，若实际情况不同，也可以稍做调整。“自我评价”和“组内评价”可参照评价标准，概括地评定为“优秀”“良好”“合格”或“不合格”，同时写出评价的理由。“组内评价”一般由组长主持、组内讨论得出，并由组内记录人统一填写。“其他评价建议”由教师根据课堂观察和实训表现，并结合小组实训结果给出。

步骤四　总结提高

记录知识学习和实训操作中遇到的困惑或难题，尝试寻找解决方法，并将自己的学习感悟和收获填入表 2-7。

表 2-7　学习收获

学习中的困惑	解决的方法	学习收获（技巧、方法等）

笔记栏

任务三 幼儿进餐后照护

任务导入

幼儿进餐结束后，仍有很多重要的工作需要完成，如引导幼儿收拾自己的餐具并放在指定的位置，引导其将椅子归位。小班幼儿可以吃完就先离开，中班、大班则可请值日生专门在指定的地点整理餐具。同时，让幼儿养成饭后洗手、漱口、擦嘴的好习惯，培养幼儿爱惜粮食、珍惜他人劳动成果的良好品质。

值得注意的是，有的幼儿吃饭速度较快，需要给他们准备餐后活动。因此保育师要合理地安排用餐中幼儿和活动中幼儿的交叉管理。虽然餐后的卫生清洁较繁杂，但必须在所有幼儿吃完饭后，保育师才能开始餐后的卫生打扫。

任务目标

练习餐桌、餐具和环境的清洁，组织不同年龄班的餐后活动等形式，掌握幼儿进餐后照护的相关知识与技能。

任务准备

以下物品为每组一套（以 6 人一组为例），每组需准备的材料有：

（1）音像设备：摄像机（可以用手机代替）、视频播放设备（所有组共用 1 套）。

（2）家具：幼儿用长方桌子 1 张，椅子 6 把，杯架 1 个（所有组共用）。

（3）清洁消毒用品：手套每人 1 套，餐桌清洁用抹布 2 块，餐具清洁专用抹布 2 块，洗洁精 1 瓶，扫把 2 个，拖把 2 个，餐巾纸若干。

（4）幼儿进餐和清洁用品：菜盘、饭碗、汤碗、汤勺、筷子各 4 套，盛放果皮的空碗 1 个，口杯 6 个，接漱口水的盆或桶 1 个。

笔记栏

任务实施

步骤一　知识准备

一、餐后个人卫生指导

餐后个人卫生包括漱口、擦嘴，以及洗手、衣物整理等。

1. 餐后漱口的指导方法

幼儿 2 岁以后可以开始学习漱口，保育师要先示范，让幼儿边学边做，逐步熟练。

（1）保证每个幼儿一日三餐及每次吃完食物后都要漱口。这样既能保护幼儿的牙齿，又能避免幼儿含饭睡觉。

（2）教会幼儿正确的漱口方法。咽下最后一口饭后，将水含在嘴里，闭口，然后鼓动两腮（次数多一些），使漱口水与牙齿、牙龈及口腔黏膜表面充分接触，利用水反复来回冲洗口腔内各个部位，使牙齿表面、牙缝和牙龈等处的食物碎屑得以清除，从而达到清洁口腔的目的。

（3）组织指导幼儿餐后科学漱口。关注每个幼儿的漱口过程，给予个别指导，及时鼓励幼儿的进步，帮助幼儿养成良好的漱口习惯。

小提示

一日三餐及每次吃过食物后都应及时漱口。次数以每天 6～8 次为宜，每次至少 30 秒。餐后 3 分钟是漱口的最佳时段。因为该时段是口腔中的细菌对食物残渣进行分解，使其酸化的重要时段。此时漱口则能最大程度地清除口腔中的病菌。

2. 餐后擦嘴的指导方法

（1）擦嘴时，可使用一次性餐巾纸或者小毛巾。要为幼儿提供大小适宜的餐巾纸。保育师要事先准备好餐后擦嘴的餐巾纸或小毛巾，餐巾纸可放在餐前准备桌上。幼儿吃完饭菜后让其拿餐巾纸或小毛巾擦干净嘴巴和小手。1～1.5 岁的幼儿需要保育师帮着擦。

（2）教会幼儿正确的擦嘴方法。擦嘴时，幼儿双手捧住餐巾纸，放在嘴唇上。双手推动纸巾，从嘴角两边向中间擦，擦完一次后对

笔记栏

折，再擦一次。最后将手擦干净（图 2-8）。

（3）可以将擦嘴的方法编成儿歌，以帮助幼儿学会擦嘴的正确方法。例如，“小毛巾，真干净！打开它，擦嘴巴。一二三，左右擦；折一折，再次擦；一二三，左右擦；嘴巴乐得笑哈哈”。

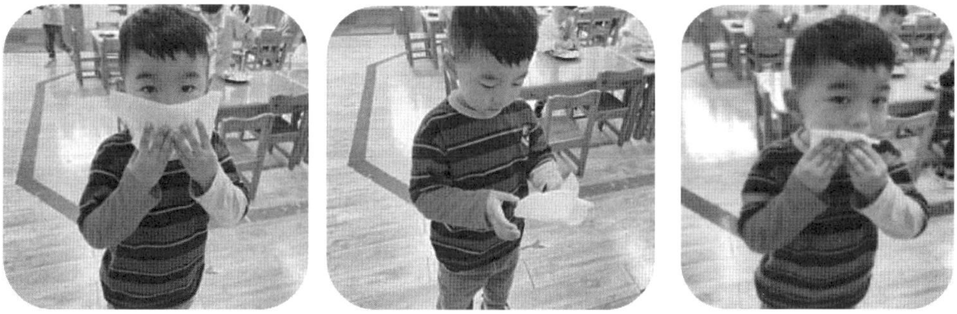

（1）　（2）　（3）

图 2-8　餐后擦嘴

二、餐具与环境的清洁整理

指导幼儿餐后将饭碗、汤碗、勺子、筷子等按要求分门别类地摆放。注意清洁用品、用具不随意摆放，按规范操作要求执行，消除安全隐患。

1. 餐后桌面的清洁

清洁餐桌时要将餐桌上的饭粒、杂物收拾干净。用清水擦拭桌面，确保桌面干净。若桌面比较油腻，可在专用抹布上滴少许洗洁精，向同一方向擦拭桌面、桌边，再将抹布用流动水洗净，拧干后，再擦拭一遍餐桌，直到干净为止。

2. 餐后地面的清洁

餐后对地面进行湿性打扫，注意按由里往外的顺序进行打扫。①扫。用潮湿的扫帚按由里向外的顺序清扫。扫地时，扫帚要压住地面，以免尘土飞扬。②拖。顺着地面纹路，从清洁区拖至污染区。拖地时同样要压住拖布，从左向右横拖，再从前往后倒着拖（避免出现脚印）。在遇到顽固的油渍、污渍时，可在拖把上滴上少许洗洁精拖去油渍，将拖把用清水洗净，然后再次拖地，直到地面干净为止。③擦。顺着地面纹路，从前往后倒着擦（避免出现脚印）。④消毒。用兑好的消毒液擦拭地面进行消毒。擦地消毒后应尽量开窗通风，让地板干燥，避免幼儿接近，防止幼儿滑倒。

笔记栏

3. 餐具清洁与消毒

（1）所有盛食物的器皿，包括碗、盆、杯、筷、锅、勺、夹等应先用洗洁精浸泡。

（2）用餐具专用抹布进行清洗。洗碗时，先洗碗口、里面和底部，再洗外侧和外底；洗杯子时，先洗杯口、里面和底部，再洗杯柄、外侧和外底，后用流动水反复冲净。清洗完毕后，将餐具依次排列放入盛器中准备消毒。日常清洁中，保育师要经常对容易藏污纳垢的地方，如餐勺把儿、餐具底部等进行清洁，必要时要用干净的清洁球进行擦拭，以确保光亮、洁净。

（3）餐具消毒。要做到所有餐具用一次，消毒一次。用煮沸法消毒时，水面应浸没所有餐具，水沸腾后再煮 10 分钟。用蒸汽法消毒时，水沸腾后再蒸 15 分钟。消毒完毕后，把碗、杯、锅等放置沥干；消毒过的餐具放进熟食间保洁存放，茶杯放入茶杯箱；拿杯子时，手不碰杯口，杯柄朝外，杯口朝上。

餐具的清洁与消毒

三、餐后活动的组织策略

1. 创设安全的餐后环境

餐后过渡环节的组织要充分尊重幼儿成长发育的规律。餐后应为幼儿创设安全舒适的环境，不宜组织幼儿玩大型玩具、奔跑嬉戏或进行剧烈运动等。

2. 丰富餐后过渡的活动内容

引导幼儿选择一些安静的活动，让幼儿自由控制游戏的时间。餐后应多给幼儿提供自主学习、自主游戏的机会，坚持以“幼儿”为本，有计划、有目的地实施如“故事小天地”“音乐游戏”“区角游戏”等活动，以丰富餐后过渡活动的内容，优化组织形式，发展幼儿多方面的能力。餐后活动遵循不做剧烈运动的原则，有利于食物消化和吸收。餐后活动切忌随意地、无目的性地走过场。

3. 为幼儿提供多种多样的学习机会

餐后的过渡环节是幼儿文明礼仪和生活卫生习惯养成的良好时机。保育师应善于抓住这个有利的教育契机，配合教师有计划地组织和策

笔记栏

划，为幼儿的自我表现、自我发展提供学习机会。

4. 重视并尊重幼儿发展的个体差异

幼儿的学习方式和发展速度各有不同，在不同学习与发展领域的表现也存在差异。幼儿年龄越小，个体差异就越明显。托幼机构应为每个幼儿提供多样的学习机会，对幼儿进行个别化的指导与教育。

小提示

在组织幼儿散步前向幼儿讲清观察的目的，交代散步地点；提醒幼儿散步时应注意的事情和观察的要求，当幼儿看到了事物的变化或有了新发现，要及时引导幼儿用语言表达出来或与同伴、老师交流；对同一事物可以进行多次观察，使幼儿从不同的角度去认识事物，从而使幼儿获得更丰富的知识，对新事物产生更大的兴趣。

步骤二　任务实训

教师和同学们可以灵活地组织实训活动，每节课可以选择一个或几个活动，也可以组织综合活动。本书提供的实训活动一般以小组为单位开展，以每小组 6 人为宜。同时建议以小组为单位开展实训评价，每个实训任务结束后，及时在实训评价表中开展评价。

实训一：模拟指导幼儿个人餐后卫生

（1）将组内 6 名同学分成 3 组：2 名模拟保育师，2 名模拟初学漱口和擦嘴的幼儿，2 名模拟大班幼儿。

（2）2 名保育师分别指导 2 名初学幼儿漱口和擦嘴。

（3）2 名保育师分别指导 2 名大班幼儿漱口和擦嘴。（因模拟幼儿的年龄不同，保育师的指导方法也有相应区别）

（4）组内轮换角色，再次模拟指导幼儿个人餐后卫生。

实训二：学习餐桌、地面和餐具的清洁

（1）通过知识准备或观看视频操作，学习操作技能要点。

（2）请 2 名学生同时开展练习，其他学生观察做法。

（3）在第一次操作结束后，请其他学生指出操作的不足之处。

（4）请这两名同学再次进行练习，巩固技能。

（5）组内其他同学两两一组，进行餐桌、餐具和环境清洁技能的学习。

实训三：模拟组织餐后活动

（1）将组内 6 名同学分成 2 组：2 名模拟保育师，4 名模拟幼儿。

（2）2 名保育师分别模拟 2 个幼儿的餐后照护活动。

（3）组内轮换角色，再次进行餐后活动组织练习。

步骤三　实训评价

实训评价表如表 2-8 所示。

表 2-8　实训评价

实训	评价要点	评价标准	自我评价	组内评价
模拟指导幼儿个人餐后卫生	掌握指导幼儿个人餐后卫生的方法和技巧	让幼儿在吃完饭菜、咽下最后一口食物后再离开餐桌		
		提醒并指导幼儿擦嘴		
		提醒并指导幼儿漱口		
学习餐桌、地面和餐具的清洁	掌握餐桌、地面和餐具清洁技能	掌握清理、擦洗、清洁餐桌、地面和餐具的技能		
		尝试通过多次练习，提高工作效率		
模拟组织餐后活动	掌握餐后活动的组织策略	组织活动适宜、寓教于其中、注重个体差异		
实训总评价：优秀□　良好□　合格□　不合格□ 其他评价建议： 教师：				

注：评价标准是基于一般情况而定的，若实际情况不同，也可以稍做调整。“自我评价”和“组内评价”可参照评价标准，概括地评定为“优秀”“良好”“合格”或“不合格”，同时写出评价的理由。“组内评价”一般由组长主持、组内讨论得出，并由组内记录人统一填写。“其他评价建议”由教师根据课堂观察和实训表现，并结合小组实训结果给出。

步骤四 总结提高

记录知识学习和实训操作中遇到的困惑或难题，尝试寻找解决方法，并将自己的学习感悟和收获填入表 2-9。

表 2-9 学习收获

学习中的困惑	解决的方法	学习收获（技巧、方法等）

【知识测试】

一、理论知识试题（共两大题，15 分）

（一）单项选择题（每题 1 分，共 10 分）

1.（　　）有助于幼儿食欲的产生。

A. 餐室拥挤、肮脏

B. 餐室舒适美观

C. 餐室装饰有多种多样的儿童玩具

D. 餐室播放儿童动画片

2. 幼儿（　　）会使其食欲上升。

A. 有心理疾病　　B. 有超大运动量　　C. 不运动　　D. 运动适量

3. 容纳食物的器皿摆放应该（　　）摆放。

A. 重叠　　B. 排队　　C. 集中　　D. 不扎堆

4. 分发餐具的时间是餐前（　　）。

A. 1 小时　　B. 20 ～ 30 分钟　　C. 2 小时　　D. 30 ～ 40 分钟

5. 值日生分发勺子和筷子时，手应捏在（　　）。

A. 勺子和筷子的中部　　B. 勺子和筷子的尾部

C. 勺子和筷子的头部　　D. 任意位置

6. 照顾肥胖儿应（　　）。

A. 在孩子能接受的情况下对其进行食欲控制

B. 让孩子进行运动量大的活动

C. 让孩子少吃东西

D. 给孩子吃减肥药

7. 幼儿园中，发放给每个幼儿的主食应该（　　）。

A. 按最大摄食量提供　　B. 达到班级平均摄食量标准

C. 按最小摄食量提供　　D. 因人而异

8. 让幼儿比赛吃饭的危害是（　　）。

A. 浪费时间　　B. 培养幼儿做事不拖拉的习惯

C. 加重幼儿肠胃负担，影响消化吸收　　D. 导致幼儿贪玩

9. 消毒餐具前应（　　）。

A. 浸泡　　B. 叠放整齐

C. 将食物残渣及油脂洗净　　D. 蒸

10. 幼儿进餐中容易出现的意外问题有（　　）。

A. 说话　　B. 呕吐　　C. 打喷嚏　　D. 小便

（二）判断题（每题 1 分，共 5 分）

1. 托幼机构应制定合理的幼儿一日生活作息制度，两餐间隔时间不得少于两个半小时。（　　）

2. 幼儿午餐时，保育师主要负责消毒桌面、分发饭菜，不负责指导幼儿进餐。（　　）

3. 保育师给幼儿盛菜应多盛汤。（　　）

4. 给幼儿分发饭菜时要分别盛放饭、菜、汤。（　　）

5. 为提高幼儿食欲，保育师向幼儿介绍食物的营养成分时应注意避免不着边际胡乱想象。（　　）

二、实操技能演练（共 2 题，15 分）

1. 请同学们阅读下面的示范内容，根据所学知识，完成下面的模仿任务（共 8 分）

（1）示范 1

保育师："小朋友们，这道菜叫什么呀？"

保育师："是的，这是西红柿炒鸡蛋，它酸酸甜甜，非常可口，而且营养很丰富哦。小朋友们吃了它呀，就可以变得既聪明又漂亮！"

模仿 1：请各位同学介绍根据上述示范，任选一道菜品，用语言给大家介绍一下吧！

（2）示范 2

保育师介绍苹果时，可让幼儿猜以下谜语。

保育师："小朋友们，下面我们猜个谜语吧！"

"红红脸，圆又圆，咬一口，脆又甜！打一水果名，哪位小朋友知道，快举手！"

"猜对了，那你能说出苹果有什么营养吗，对我们身体有什么好处？"

"说得真好，谢谢小朋友！"

"苹果这么有营养，那我们是不是应该马上吃掉果盘中的苹果，让身体长得棒棒的啊？"

模仿 2：请各位同学设计一个关于猕猴桃的谜语，用谜语的方式介绍猕猴桃。

2. 根据情景回答问题（7 分）

午饭时候，保育师把饭菜加盖取回，放在一张桌子上。她拿起抹布用清洁剂擦拭另一张桌子，值日生擦拭第二遍，擦完桌子清洗抹布。保育师把餐具交给值日生分发，值日生在这张桌子上分发几个碗和盘，又在那张桌子上分发几双筷子。保育师忙着分发饭菜，将饭菜分装在碗和盘中。餐室内轻声播放着音乐，幼儿入座进餐，保育师站在一旁观看幼儿进食。胖胖的小男孩第一个盛饭，保育师赞许地点点头，他回到位置后边吃边悄悄地把青菜根扔到地上，保育师大声批评了他。有一个瘦瘦的小朋友情绪低落，不动手进食。保育师前去询问时，又有一个小朋友打翻饭碗，饭菜撒一地，保育师急忙打扫干净。大部分幼儿进食完毕，瘦瘦的小朋友还剩下半碗饭，保育师喂他吃了几口，便将剩下的饭菜倒掉了，忙着进行餐后整理工作。

找出保育师在组织幼儿进餐时出现的工作错误，并指出相应的正确做法。

【项目考评】

项目考评如表 2-10 所示。

表 2-10 项目综合考评单

任务	考核点	建议评分标准	教师评分
幼儿进餐前照护	实训活动总评价（满分 15 分）	根据实训评价表评分。建议：优秀（13 ～ 15 分）；良好（9 ～ 12 分）；合格（6 ～ 8 分）；不合格（0 ～ 5 分）	
	学习收获（满分 5 分）	善于思考和总结，对任务有很好的掌握和收获（3 ～ 5 分）；对任务有一定的掌握和收获（0 ～ 2 分）	
幼儿进餐时照护	实训活动总评价（满分 25 分）	根据实训评价表评分。建议：优秀（21 ～ 25 分）；良好（16～20 分）；合格（10～15 分）；不合格（0～9 分）	
	学习收获（满分 5 分）	善于思考和总结，对任务有很好的掌握和收获（3 ～ 5 分）；对任务有一定的掌握和收获（0 ～ 2 分）	
幼儿进餐后照护	实训活动总评价（满分 15 分）	根据实训评价表评分。建议：优秀（13 ～ 15 分）；良好（9 ～ 12 分）；合格（6 ～ 8 分）；不合格（0 ～ 5 分）	
	学习收获（满分 5 分）	善于思考和总结，对任务有很好的掌握和收获（3 ～ 5 分）；对任务有一定的掌握和收获（0 ～ 2 分）	
知识测试（满分 30 分）：			
总评分（满分 100 分）：			

注：在项目结束提交本表格给教师评分时，将项目中每个任务的实训评价、学习收获和知识测试表一同拍照提交。

【个性考评】

教师可以针对学生情况，与学生们一起设置班级的个性考评单。个性考评单可以直接写在下方，也可制作成电子版打印后粘贴在此处。

|项目三| 幼儿饮水照护

学习目标

1. 知识目标

· 了解不同年龄段幼儿一天的标准饮水量及饮水对幼儿健康的作用。

· 掌握培养幼儿良好饮水习惯的方法。

· 掌握不同年龄段幼儿饮水的照护要求。

· 掌握清洁、消毒饮水用具的规范操作要求。

· 掌握幼儿饮水时常见的安全隐患及应对方法。

2. 技能目标

· 按照规范要求完成清洁、消毒饮水用具并及时更换当日饮水的模拟操作。

· 模拟饮水活动，让幼儿认识自己水杯的标记并正确使用水杯饮水。

· 发现并排除幼儿饮水时的安全隐患并进行处理。

· 组织不同年龄班幼儿安静饮水，并培养其良好的饮水习惯。

3. 素养目标

· 积极参与和学习饮水照护工作，追求饮水照护相关操作的高效率及对相关知识学习的广度和深度，提高工作能力。

· 主动获取并整理有关饮水照护的有效信息，对本环节进行总结与反思，培养钻研的能力。

· 知道合理饮水对幼儿生长发育的重要作用，重视幼儿饮水环节。

· 了解水对于人类活动的重要性和水在自然界中的循环过程，形成朴素的自然观和生态观。

学习建议

· 幼儿饮水前的准备：建议 4 学时；

· 幼儿饮水时的照护：建议 4 学时。

思维导图

- 项目三 幼儿饮水照护
  - 任务一 幼儿饮水前的准备
    - 准备饮用水
      - 准备白开水
      - 准备桶装水
      - 准备自制饮料
    - 水杯的准备
    - 饮水知识的准备
  - 任务二 幼儿饮水时的照护
    - 培养幼儿的饮水习惯
      - 运用音乐、儿歌激起幼儿饮水的兴趣
      - 通过游戏活动让幼儿乐于饮水
      - 通过讲故事让幼儿主动饮水
      - 发挥榜样示范作用
      - 赢得家长的配合
    - 组织幼儿饮水
      - 饮水时间和饮水量的指导
      - 饮水时机的指导
      - 幼儿饮水情况记录
      - 饮水后水杯的收拾与整理
    - 幼儿饮水时安全隐患的识别与应对
      - 幼儿饮水时常见的安全隐患

项目探索

水对幼儿的生长发育是十分重要的。作为未来的保育师，你对幼儿饮水有哪些了解？幼儿每天到底需要摄入多少水？幼儿在饮水前需要做哪些准备？如何让幼儿爱上饮水？请小组合作查找资料并完成以下练习题。

1. 填空题

（1）不同年龄的幼儿对水的需要量不同。1 岁以内的婴儿，每日每千克体重应摄取 ______________毫升的水；2 ～ 3 岁的幼儿，每日每千克体重应摄取____________毫升的水；4 ～ 6 岁的幼儿，每日每千克体重应摄取毫升的水。

（2）幼儿对水的需要量取决于幼儿的____________、食物、气温等。通常气温越高，幼儿出汗越多，活动量越大，食入的蛋白质、无机盐较多，则需水量就____________；当天气寒冷，幼儿活动量减少时，饮水量也会_________。

2. 单选题

（1）3 岁以上幼儿接水时，杯中水不应超过（　　）。

A. 满杯　　B. 3/4 杯　　C. 1/2 杯　　D. 1/5 杯

（2）（　　）能预防幼儿泌尿系统感染。

A. 从后向前擦屁股　　B. 睡前不盥洗

C. 充足饮水　　D. 清洗外阴的毛巾不用消毒

（3）水杯消毒后应（　　）。

A. 擦干　　B. 煮　　C. 清水浸泡　　D. 清水冲洗

（4）幼儿饮水时不应该（　　）。

A. 安静喝　　B. 小口喝　　C. 小口尝试　　D. 说笑打闹

（5）保育师需要照顾（　　）的幼儿饮水。

A.6 岁　　B.5 岁　　C.4 岁　　D.3 岁

3. 判断题

（1）保育师应根据天气做好幼儿饮用水的控制。（　　）

（2）幼儿饮用水的温度应低于 39℃。（　　）

（3）幼儿睡前不宜饮用大量的水。（　　）

笔记栏

任务一　幼儿饮水前的准备

任务导入

幼儿生长发育迅速，新陈代谢旺盛，对水的需求量大，然而其主动饮水意识却较为薄弱，因此需要成人提醒，帮助他们养成良好的饮水习惯。此外，幼儿对水的需求量还与外界温度及机体的活动量等因素有关，保育师需要根据这些因素灵活调节幼儿的饮水量。饮水前的准备工作主要包括饮用水和水杯的准备，以及相关知识的准备。

任务目标

通过查阅相关资料或观看视频操作，在对比练习与互相评价等活动中掌握保温桶和水杯消毒等幼儿饮水前准备工作的相关知识与技能。

任务准备

以下物品为每组一套（以 6 人一组为例），每组需准备的材料如下。

（1）音像设备：摄像机（可以用手机代替）、视频播放设备（所有组共用 1 套）。

（2）家具：幼儿用长方桌子 1 张、椅子 6 把、水池 1 个、杯架 1 个（所有组共用）。

（3）清洁消毒用品：手套每人 1 双，保温桶清洁用抹布 2 块，水杯清洁用抹布 2 块，清洁剂 1 瓶，清洁刷 2 个。

（4）饮水用品：保温桶 1 个、幼儿水杯 6 个。

任务实施

步骤一　知识准备

一、准备饮用水

1. 准备白开水

冷却后的白开水适合幼儿一年四季饮用。保育师在准备白开水的时候应按照以下步骤。

笔记栏

（1）将保温桶内前一天的剩水倒掉。

（2）用清水清洗保温桶并消毒。清洗消毒要求如下。

①每天用专门的清洁剂及清洁刷对保温桶进行清洗，特别注意对桶底、桶盖、边缘及出水口的清洁，而后用流动水反复冲洗干净。

②每周整体消毒一次保温桶，保温桶的四周、盖子、出水口用消毒液及清水各擦洗一遍，然后用流动水冲洗干净。

③保温桶用久了内部经常会出现水垢，可放置适量的醋浸泡 24 小时，轻轻刷掉并冲洗干净即可。

（3）清洗完毕后，将凉白开与热白开兑好的温水倒入保温桶，测试水温，加盖，扣好安全锁。

（4）幼儿饮水前应先试试水温并放掉一至两杯水后再饮水。

托幼机构应全天供应温度适宜的温开水。保育师应能根据天气情况做好饮用水的控制。在天气炎热的季节，保育师应尽早打水，使水温降下来，确保幼儿喝到足够的凉白开；在冬季要做好饮水桶的保温工作。打好水后，要盖好盖子，上好盖扣或锁扣，以防幼儿掀盖发生危险。

2. 准备桶装水

（1）桶装水的准备工作。准备幼儿饮用桶装水时，应让幼儿交替饮用矿泉水和纯净水。这是因为纯净水在过滤、净化过程中，除去了水中的细菌、病毒、杂物，同时也把其中对幼儿身体有益的微量元素和矿物质几乎过滤掉。纯净水与矿泉水交替饮用，可以补充体内微量元素，防止幼儿因微量元素长期缺乏导致的疾病。

桶装水不宜放置在阳光直射的地方。幼儿饮用前保育师应检查水桶有无破裂或异常，查看其生产日期及合格证明、水质是否新鲜、水量是否能满足幼儿一天的饮水等，水量不足时应及时更换。拆封后的桶装水应在 10 日以内饮用完。

（2）饮水机的准备工作。保育师应每隔 1 ～ 2 个月对饮水机进行一次清洗消毒，具体步骤如下。

①拔掉电源，取下水桶，打开排污管口（立式饮水机在机体后边，台式饮水机在机体底部）。

②逆时针旋转，取下“聪明座”，用酒精棉仔细擦洗饮水机内胆和

笔记栏

盖子的内外侧。

③按照消毒剂说明书配制消毒水，倒入饮水机并充盈整个腔体，留置 10 ～ 15 分钟。

④打开饮水机所有开关，包括排污管和饮水开关，排净消毒水并用清水反复冲洗。

⑤冲洗几次后，把饮水机向后侧倾斜，排出不慎滴入的液体，用干抹布擦拭机身。

⑥打开冷热出水口放水，检查出水情况，然后通电检查电源有无异常，测试水温。

（3）水壶的准备工作。

①清洗、消毒水壶及出水口。

②将凉白开与热白开兑好的温水倒入水壶，并测试水温，确保水温适宜。

3. 准备自制饮料

在炎热的夏季或干燥的秋季，保育师可以考虑为幼儿自制一些饮料，以起到防暑降温、补充能量等作用。自制饮料时一定要使用通过正规途径购买的在保质期内的新鲜原料，制作时必须煮沸，不建议给幼儿饮用冰镇饮料。在自制饮料时不建议添加药材类原料，如有需要，保育师需在卫生保健员的指导下进行，切勿自行配制。

在为幼儿准备饮用水的过程中，保育师应注意以下事项。

①饮水机和保温桶应放在幼儿活动区之外，有固定措施，不使用时必须锁安全锁。

②不要让幼儿长期喝一种自制饮料，可给幼儿安排不同花样的自制饮料，如根据季节从周一到周五安排五种不同的自制饮料。

③一般最适宜幼儿的饮用水温度为 40℃，但根据季节的不同，水温可稍做调整，如冬季可以保持在 40℃左右，夏季水温可稍低一点。

二、水杯的准备

水杯必须每人一个，专人专用，每日清洗消毒。用水杯喝豆浆、牛奶等易附着于杯壁的饮品后，保育师应马上清洗消毒。

水杯清洁的步骤：①用百洁布擦拭杯口（蘸去污粉或清洁剂），用

笔记栏

小刷子刷洗杯子把手；②用流动水冲洗干净；③用0.5%的洗消净浸泡5～10分钟（煮沸15～30分钟，蒸汽消毒10～15分钟）后，再用流动水冲洗干净。

结束后，保育师将洗净、消毒好的水杯放入杯架对应的位置，杯柄朝外，或标志朝外，注意杯口不要接触柜壁（图3-1）。

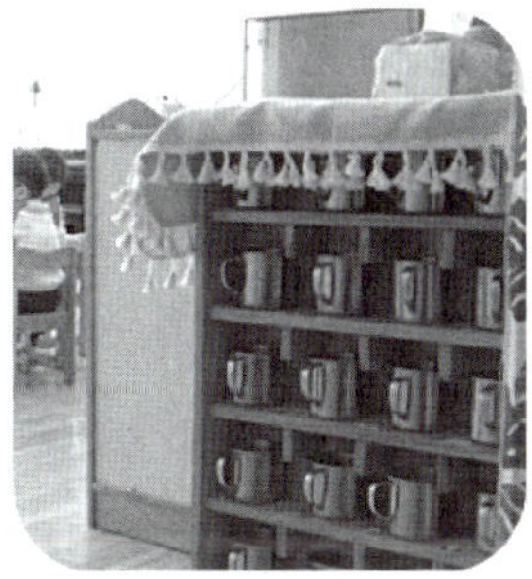

图3-1 水杯的摆放

三、饮水知识的准备

水是人体组织、体液的主要成分，是维持生命必不可少的物质。水是幼儿需求量最大的营养素。年龄越小，身体含水量越高，幼儿身体中的水分占其体重的70%～80%。

小课堂

水（化学式：H_2O）是由氢、氧两种元素组成的无机物，在常温常压下为无色无味的透明液体。水一般分为天然水（河流、湖泊、大气水、海水、地下水等）和人工制水（通过化学反应使氢、氧原子结合得到的水）。水是地球上最常见的物质之一，是包括人类在内所有生命生存所需要的重要资源，也是生物体最重要的组成部分。

水是人体赖以维持基本生命活动的必要物质。水是人体的构成成分，在人体所有成分中水的含量最多，约占体重的2/3。

饮水与幼儿健康关系密切，充足的饮水可维持人体正常的新陈代谢，调节体温，确保咽部湿润、大肠通便，提高机体抵抗力。幼儿的新陈代谢比较旺盛，水分蒸发多。因此，及时定量饮水并培养幼儿良好的饮水习惯对幼儿身体发育非常重要。另外，幼儿对水的需要量还与幼儿的活动量、食物的种类和气温有关。活动量大、气温高、多食蛋白质和无机盐含量高的食物，水的需要量更多，但幼儿饮水也不能过量。各年龄幼儿每日对水的需要量大致如下：1～3岁，100～150毫升/千克体重；4～6岁，90～110毫升/千克体重。幼儿如果脱水，对身体造成的危害比成人严重。所以当幼儿出现高热、呕吐、腹泻等

笔记栏

症状时，保育师要注意及时让其补充水分。

水是维持机体中正常的循环、呼吸、消化以及排泄等生理活动的重要物质。托幼机构应为幼儿提供足够的饮水量，不要让幼儿口渴时才饮水。饮水的时间和次数还应根据季节变化和幼儿的实际情况而定。幼儿不论是在早晨或下午，还是在进行体育活动时，或者在患病时，都要注意增加饮水量；幼儿大量出汗、腹泻、呕吐之后，由于机体丢失大量的水分，应及时补水，以防脱水；若摄入的蛋白质、无机盐较多，那么人体对水的需要量也会增大。

一般而言，每两餐之间应饮水一至两次。因为如果幼儿在餐前0.5～1小时饮水，水很快进入血液，补充到全身。进餐时体内就会分泌出足够的消化液，使食物得到充分的消化吸收。在即将进餐或进食中不宜让幼儿饮水，否则会使胃液稀释，并引起饱胀感，降低食欲。在剧烈运动之后，应让幼儿喝少量的盐开水，不宜立即喝大量的水。否则会妨碍横膈膜运动，导致水分被吸收后进入血液，使循环血量增加而加重心脏的负担。

育婴专栏

婴儿每日每千克体重需水量为110～155毫升。6个月内的婴儿如果纯母乳喂养，不需要额外喂水。吃配方奶的婴儿吃完奶后可以喂一口水清理一下口腔。6～12个月的婴儿每天喝的奶和补充的辅食，就基本能够满足婴儿身体所需水。根据情况可以在每次吃完辅食后，喂几口水漱口。这个时候不用太担心婴儿缺水，如果婴儿拒绝饮水，也不用强迫。

步骤二　任务实训

本书提供的实训活动一般以小组为单位开展，以每小组6人为宜。同时建议教师以小组为单位开展实训评价，每个实训任务结束后，及时在实训评价表中开展自评价。

实训：学习保温桶和水杯消毒技能

（1）通过学习或观看视频操作，学习操作技能要点。

（2）2 名学生同时开展练习，请其他学生观察并指出操作中的不足之处。

（3）组内其他同学两两一组，进行保温桶和水杯消毒技能的学习。

步骤三　实训评价

实训评价如表 3-1 所示。

表 3-1　实训评价

实训	评价要点	评价标准	自我评价	组内评价
组内学习保温桶和水杯的清洗、消毒技能	掌握保温桶和水杯的清洗、消毒技能	明白保温桶和水杯及时清洗消毒的必要性		
		掌握保温桶和水杯的清洗、消毒的正确方法、步骤		
		在多次练习的基础上提高工作效率		
实训总评价：优秀□　良好□　合格□　不合格□ 其他评价建议： 教师：				

注：评价标准是基于一般情况而定的，若实际情况不同，也可以稍做调整。“自我评价”和“组内评价”可参照评价标准，概括地评定为“优秀”“良好”“合格”或“不合格”，同时写出评价的理由。“组内评价”一般由组长主持、组内讨论得出，并由组内记录人统一填写。“其他评价建议”由教师根据课堂观察和实训表现，并结合小组实训结果给出。

步骤四　总结提高

记录知识学习和实训操作中遇到的困惑或难题，尝试寻找解决方法，并将自己的学习感悟和收获填入表 3-2。

表 3-2　学习收获

学习中的困惑	解决的方法	学习收获（技巧、方法等）

笔记栏

任务二 幼儿饮水时的照护

任务导入

幼儿在园是否能主动饮水，每天的饮水量是否适宜，会直接影响幼儿身体是否正常发育和健康成长。因此，保育师要让幼儿意识到饮水对身体健康的重要性，了解饮水的基本常识，让他们喜欢喝水，能根据自己身体的需要主动、适量、安静、有序地饮水，养成良好的饮水习惯。

让幼儿主动饮水需要保育师加强对幼儿科学饮水的观察和引导，通过多种途径、方法培养幼儿良好的饮水习惯和饮水能力。

任务目标

通过组内讨论设计培养饮水习惯的方案，模拟引导幼儿饮水活动，对饮水中安全问题进行讨论，掌握幼儿饮水时照护的相关知识与技能。

任务准备

以下物品为每组一套（以 6 人一组为例），每组需准备的材料有：

（1）音像设备：摄像机（可以用手机代替）、视频播放设备（所有组共用 1 套）。

（2）家具：幼儿用长方桌子 1 张、椅子 6 把、水池 1 个、杯架 1 个（所有组共用）。

（3）清洁消毒用品：手套每人 1 套，抹布 2 块，拖把 1 个。

（4）饮水用品：保温桶 1 个、幼儿水杯 6 个。

任务实施

步骤一 知识准备

一、培养幼儿的饮水习惯

1. 运用音乐、儿歌激起幼儿饮水的兴趣

良好的饮水习惯与愉快主动的饮水习惯是相辅相成的。保育师可

笔记栏

运用音乐、儿歌的影响力，让幼儿在舒适的环境中饮水。具体来说，保育师平时应注意收集一些旋律优美的音乐和朗朗上口的儿歌等，通过在幼儿饮水的时候播放音乐或朗读儿歌，让幼儿意识到水对人体的重要性，从而引导幼儿养成良好的饮水习惯。

小妙招

饮水（一）

小朋友，爱饮水，你先我后来排队。排好队伍到橱前，伸手去拿小水杯。小水杯，要分清，自己拿，去接水。每次半杯刚刚好，喝完洗净小水杯。

饮水（二）

宝宝天天爱饮水，小水杯，放点水。我和水杯亲亲嘴，咕噜咕噜喝下去。

2. 通过游戏活动让幼儿乐于饮水

每个幼儿都喜欢游戏，把游戏贯穿于饮水环节中，让不爱饮水的幼儿爱上饮水，变被动饮水为主动饮水。幼儿年龄越小，游戏氛围的营造就越重要。例如，根据幼儿的年龄特点，在饮水区组织幼儿设计制作饮水区角（图 3-2）。幼儿每喝一杯水，就可以在自己的小花朵上贴一朵花瓣，保育师每个星期对幼儿的饮水情况进行一次统计，并将统计结果制作成一张“你的花儿有几朵”的表格，每周一在走廊内公布。幼儿家长、保育师都能清楚了解幼儿每周的饮水量，从而激发幼儿饮水的积极性。

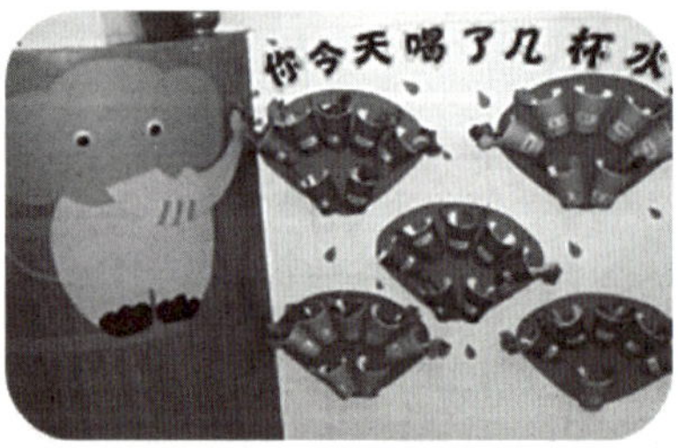

图 3-2　饮水区角

保育师还可以设法让水变得有吸引力。例如，经常切一些水果片放在幼儿的水杯里，增添幼儿饮水的乐趣。

小妙招

笔记栏

饮水区角

在班级的一角创设一个非常漂亮的“快乐饮水吧”饮水区角，放置自制的桌子、凳子、水杯、水壶、饮水机等虚拟物品。也向幼儿提出要求，如剧烈活动后不能进入这个区域，进入本区域需将手洗干净等，以此来培养幼儿良好的饮水习惯。

“两棵小豆苗比较”

拿出两棵豆苗（一棵长得旺盛，另一棵已经枯萎）让幼儿观察。幼儿通过观察知道豆苗长得旺盛是因为每天浇水，而枯萎是经常不浇水造成的。从而让幼儿明白人和豆苗一样，都离不开水，只有多饮水才能长得美丽、健康的道理。

3. 通过讲故事让幼儿主动饮水

保育师可讲一些生动有趣的故事，讲述水对幼儿身体的重要作用，引起幼儿饮水的兴趣，让幼儿认识到自己离不开水。实现从“要我饮水”到“我要饮水”的转变，给幼儿养成自觉、文明饮水的好习惯。

小故事

做个健康的嘟嘟

最近一段时间，小动物们发现小猪嘟嘟越来越胖，干什么也没劲，也不愿意出去玩，还老牙疼。于是小动物们就带着它去看医生。小猴医生说：“嘟嘟你是不是平常爱喝饮料不爱饮水呀？”小猪嘟嘟说：“你怎么知道呀，我就是爱喝饮料不爱饮水，饮料酸酸甜甜的可好喝了，水一点味道都没有。”小猴医生说：“这就对了，你就是因为爱喝饮料不爱饮水，才会导致代谢减慢，身体发胖，还长了蛀牙。因为饮料中含有许多的糖分及对身体有害的物质，喝得太多对身体非常不好，你以后要改掉这个坏习惯。”嘟嘟不好意思地低下头说：“我知道了，我一定听大家的话，以后少喝饮料多饮水，做个健康的嘟嘟。”

笔记栏

4. 发挥榜样示范作用

幼儿阶段最主要的学习方式就是模仿。保育师可与幼儿一起饮水，从而发挥榜样的力量，让幼儿纷纷效仿，愿意多饮水。保育师也是需要饮水的，保育师的饮水行为也会间接地影响幼儿。每次到了饮水的时间，保育师可以这样说："我也渴了，我想去喝点儿白开水，你们谁觉得渴，咱们一起去饮水吧！"此外，保育师还可以让有饮水习惯的幼儿来示范，发挥榜样的示范作用，促使幼儿养成饮水的良好习惯。

5. 赢得家长的配合

幼儿大多时间是在家庭中度过的，所以家庭环境对幼儿饮水习惯的培养也非常重要。保育师应利用各种途径让家长了解一些饮水的常识，鼓励家长在家营造定时饮水的氛围，让幼儿在不知不觉中养成多饮水的好习惯。

二、组织幼儿饮水

1. 饮水时间和饮水量的指导

幼儿饮水组织与指导

幼儿的特点是兴奋过程强于抑制过程，活泼好动，注意力不集中，喜欢做自己的事情。幼儿吃饭、饮水、如厕都需要成人照看。所以，每天要定时安排幼儿饮水。早晨起床后，让幼儿喝一小杯水，这是由于夜间幼儿体内新陈代谢，起床后需要补充水。起床后饮水还能促进胃肠蠕动增强食欲，对幼儿吃好早餐能起到很好的作用。早餐与午餐之间有三个半小时，是幼儿活动量最大、消耗体能最多的时间段。这段时间幼儿需定时饮水一至两次。午睡起床后要定时给幼儿喝一次水，晚餐前还需给幼儿喝一次水。晚餐到睡觉之前还有四个小时，这段时间应让幼儿喝两次水。但是有的幼儿在定时饮水时只喝少量的水，为了保证幼儿的饮水量，保育师需亲自监督幼儿。等幼儿适应后，可以让幼儿互相监督，慢慢地帮助幼儿养成自觉的饮水行为。

2. 饮水时机的指导

保育师要结合实际，指导幼儿养成"随渴随喝"的好习惯。在培养幼儿定时饮水的同时，还不能忽视培养幼儿随渴随喝的习惯。由于气温不同，幼儿活动量大小不一样，每个幼儿饮食结构、身体状况也不

笔记栏

一样，定时饮水未必能满足所有幼儿对水的需要。所以，在幼儿游戏活动中要提醒幼儿结合实际，随渴随喝。

保育师除了要注意以上原则，培养幼儿良好的饮水习惯，还要注意在平时的生活细节中多观察、多指导幼儿的饮水行为，注意以下几个细节。

（1）注意幼儿饮水的动作。幼儿饮水时，保育师要教育幼儿不要玩水，以免水洒落在桌面上、地面上，要一口一口地饮水，不要太急，不要说笑。

（2）注意提醒幼儿不能边吃饭边饮水或吃水泡饭。吃饭时饮水也会稀释消化液，同时边吃饭边饮水或吃水泡饭常常会使食物得不到充分的咀嚼。食物消化的第一个过程就是咀嚼。只有得到充分咀嚼，食物才容易被消化吸收。但吃饭时饮水或吃水泡饭时，会使得较大块的食物还没有被嚼碎就进入了消化道。这实际上加重了消化道的工作负担，会影响消化吸收。

（3）注意饮水的时间。饭前、饭后半小时之内不饮水。这是由于幼儿消化液中各种消化酶一般比成年人要少，饮水会稀释消化液，进一步减弱消化酶的功能。长期如此可能导致消化不良。此外，饭前饮用大量的水会使幼儿产生饱胀感，降低食欲，影响正常的饮食，长期如此可能会导致营养不良。幼儿睡觉前不要饮水。因为幼儿肾脏功能较成人差，一般夜间还会有排尿。如果幼儿睡前饮大量的水，只会加重肾脏的负担，并影响睡眠。幼儿剧烈运动后不要马上饮水。因为剧烈运动后幼儿心脏跳动加快。饮水会给心脏造成压力，容易导致供血不足。

（4）不能用饮料代替饮水。有的家长为了让幼儿多饮水，就大量购买各种饮料。但这种做法对幼儿的健康是没有好处的，会使幼儿更不想饮水，有些饮料中还含有对幼儿生长发育有害的糖精、防腐剂等。因此，保育师不但要注意教育引导幼儿多喝白开水，也应该明白白开水是最适合幼儿饮用的。此外，保育师还要引导幼儿多吃水果、蔬菜等健康食品，但也需谨慎。蔬果汁虽含有大量的水分和维生素，但也不能代替水。

（5）特殊情况下的饮水。生病的幼儿要根据医生的指导饮水；在有

笔记栏

空调的环境中，尤其需要补充水分；幼儿发热时，水分流失大，可以多喝水，及时补充水分。

总之，要使幼儿养成饮水的好习惯，就要形成合理的生活制度，促进幼儿在大脑中建立相应的条件反射。

3. 幼儿饮水情况记录

为了方便掌握幼儿的饮水情况，保育师可对幼儿饮水情况及时进行记录，如表 3-3 所示。

表 3-3　幼儿饮水记录

班级:_______________　_____年__月__日　记录人:_________

饮水时间		集中饮水人数	每人饮水量	随机饮水人数
上午				
下午				

4. 饮水后水杯的收拾与整理

幼儿缺乏生活经验，保育师要指导幼儿清楚水杯的具体摆放位置。幼儿在最初整理时难免达不到好的效果，保育师应耐心指导，并及时给予幼儿鼓励，让其养成良好的饮水习惯。

同时，保育师要注意给幼儿针对性的指导，教会幼儿饮水的操作流程。

饮水后水杯的收拾与整理

第一步：从杯架上取下自己的水杯。

第二步：到饮水机前准备接水。如果饮水人较多则要排队等候。

第三步：选择冷水或温水阀，一手持杯对准出水口，另一手压下饮水机阀，眼睛看着水杯，水量一般不超过半杯，接适量冷水或温水后松开水阀。

第四步：端着水杯离开饮水机，到一旁合适的位置饮水。

第五步：喝完水把水杯放回杯架固定的位置，杯柄朝外，杯口朝上。

笔记栏

育婴专栏

6个月以后的婴儿，可以用奶瓶喂水，也可以给婴儿尝试使用鸭嘴杯、吸管杯等，这些是婴儿从奶瓶向杯子的过渡用具，能为以后断掉奶瓶吸吮的方式做准备。是否需要使用、具体选择哪种过渡用具，还是直接使用杯子，都要根据婴儿的特点来决定。婴儿添加辅食后就要开始训练其使用杯子饮水，在饮水时采用半卧位或坐位。

三、幼儿饮水时安全隐患的识别与应对

1. 幼儿饮水时常见的安全隐患

幼儿在托幼机构能否喝到安全、足够的水，是衡量保教工作好坏的重要标准之一。幼儿喝的水大多是开水或温水，而幼儿又活泼好动，稍不留意，就可能发生烫伤事件。为防范幼儿饮水安全隐患，保育师应做好以下工作。

（1）培养幼儿饮水的好习惯，为幼儿讲解饮水对身体的好处。教育幼儿开水太烫不能直接喝，要喝温开水。

（2）教育幼儿要统一排队接水，做到不拥挤、不打闹。

（3）教育幼儿饮水时要一口一口地慢慢喝，不着急，不说笑，不打闹。

（4）发现在幼儿接水或饮水过程中，有扰乱秩序者，应及时制止并对其进行教育，避免发生意外伤害事故。

（5）对年龄较小的、自理能力较差的幼儿，应帮助其接水，防止其在接水过程中烫伤。

（6）幼儿在饮水过程中可能会把水杯打翻，把水洒在地面上，保育师要及时擦干地面以免幼儿滑倒摔伤。

（7）预防幼儿因保温桶未上锁，或在饮水中因过于着急、端水不稳、被碰撞等情况而发生烫伤。

（8）幼儿剧烈运动后不宜大量饮水。幼儿运动后可少量饮水，以湿润干渴的喉咙。

笔记栏

2. 幼儿饮水时安全隐患的排除

（1）为幼儿准备温度适宜（夏天 30℃左右，冬天 40℃左右）的白开水。

（2）提前擦拭、整理饮水区域，保持区域内的干燥和整洁。特别是在幼儿饮水前，应观察饮水区域地面是否干燥，为幼儿饮水提供安全的环境。

（3）随时提醒幼儿安静饮水，对说笑、打闹、拿着杯子乱跑的幼儿给予指导和纠正，及时表扬幼儿有序等待以及在固定的区域安静饮水等良好行为。

（4）关注幼儿嘴巴或衣服的前胸部位是否有水迹。及时用毛巾帮幼儿擦干水迹或为其更换衣物，并将换下的衣物进行晾晒。

（5）幼儿不小心洒水时，要及时擦拭地面，避免幼儿滑倒、摔伤。

（6）在饮水区域，用画有不同标记或图案的卡片区分出等待区、接水区、饮水区，培养幼儿有序饮水的习惯。

步骤二　任务实训

教师和同学们可以灵活地组织实训活动，每节课可以选择一个或几个活动，也可以组织综合活动。本书提供的实训活动一般以小组为单位开展，以每小组 6 人为宜。同时建议以小组为单位开展实训评价，每个实训任务结束后，及时在实训评价表中开展评价。

实训一：学习培养幼儿饮水习惯的方法

（1）组内讨论如何培养幼儿饮水习惯，每组提供 1 个方案，设计方案思路如下。

培养幼儿饮水习惯活动设计方案

班级：____________组别：________指导教师：____________________

活动目标：____

活动指导思想：____________________________________

活动对象：____

活动过程：____

（2）组内推选一人，在班级介绍小组的方案。

（3）开展组间评比，所得名次可以作为本项目教师评价和评分的参考。

实训二：角色模拟引导饮水活动

（1）将组内6名同学分成3组：2名模拟保育师，2名模拟小班幼儿，2名模拟大班幼儿。

（2）每名保育师分别指导1名小班幼儿和1名大班幼儿饮水。

（3）模拟幼儿的同学要注意模拟对象的年龄特点，适当给模拟保育师的同学提出一些问题，考验其应变能力。

（4）轮换角色，再次指导幼儿饮水活动。

实训三：幼儿饮水时的安全隐患与预防

（1）分组讨论幼儿饮水时存在的安全隐患，将对幼儿可能造成的伤害和预防措施进行总结，可以参考表3-4。

表3-4　饮水安全隐患与解决方法

幼儿饮水时的安全隐患	对幼儿健康可能造成的伤害	应对方法和预防措施

（2）每组完成表格后，汇总给教师。

（3）教师挑选典型问题，细化应对方法和预防措施，再进行讲解。

步骤三　实训评价

实训评价表如表3-5所示。

表 3-5　实训评价

<table>
<tr><th>实训</th><th>评价要点</th><th>评价标准</th><th>自我评价</th><th>组内评价</th></tr>
<tr><td rowspan="2">学习培养幼儿饮水习惯的方法</td><td rowspan="2">掌握培养幼儿饮水习惯的方法</td><td>在讨论制订小组方案时能发表独立的见解</td><td rowspan="2"></td><td rowspan="2"></td></tr>
<tr><td>小组制订的方案合理可行，新颖有效</td></tr>
<tr><td rowspan="6">角色模拟引导饮水活动</td><td rowspan="6">组织幼儿饮水活动</td><td>根据幼儿不同年龄特点，采用不同方法组织幼儿饮水</td><td rowspan="6"></td><td rowspan="6"></td></tr>
<tr><td>为小班幼儿接水或倒水，指导饮水</td></tr>
<tr><td>组织大班幼儿独自接水、饮水，指导饮水</td></tr>
<tr><td>鼓励幼儿多饮水，照护情况特殊幼儿的饮水</td></tr>
<tr><td>保持饮水区域地面整洁干燥，饮水杯架整洁干爽</td></tr>
<tr><td>水杯收拾与整理指导</td></tr>
<tr><td rowspan="2">幼儿饮水时的安全隐患与预防</td><td rowspan="2">掌握幼儿饮水时安全隐患的识别、应对与预防措施</td><td>了解幼儿饮水时常见的安全隐患</td><td rowspan="2"></td><td rowspan="2"></td></tr>
<tr><td>掌握安全隐患的排除方法</td></tr>
<tr><td colspan="5">实训总评价：优秀□　良好□　合格□　不合格□
其他评价建议：
教师：</td></tr>
</table>

注：评价标准是基于一般情况而定的，若实际情况不同，也可以稍做调整。“自我评价”和“组内评价”可参照评价标准，概括地评定为“优秀”“良好”“合格”或“不合格”，同时写出评价的理由。“组内评价”一般由组长主持、组内讨论得出，并由组内记录人统一填写。“其他评价建议”由教师根据课堂观察和实训表现，并结合小组实训结果给出。

步骤四　总结提高

记录知识学习和实训操作中遇到的困惑或难题，尝试寻找解决方法，并将自己的学习感悟和收获填入表 3-6。

表 3-6 学习收获表

学习中的困惑	解决的方法	学习收获（技巧、方法等）

【知识测试】

一、理论知识试题（共两大题，11 分）

（一）单项选择题（每题 1 分，共 5 分）

1. 补充饮用水应注意（　　）。

A. 让幼儿抬水　　B. 让幼儿旁观

C. 避开幼儿　　D. 放在幼儿活动区

2. 在炎热的夏季，保育师应（　　），确保幼儿喝到足够的凉开水。

A. 打开饮水桶的盖子　　B. 将水桶放在通风处

C. 在水桶外面加个保温套　　D. 提前晾好水

3. 把水杯放回杯架时，（　　）。

A. 杯柄朝外，杯口朝下　　B. 杯柄朝外，杯口朝上

C. 杯柄朝内，杯口朝下　　D. 杯柄朝内，杯口朝上

4. 幼儿剧烈运动后大量饮水会妨碍横膈膜运动，导致水分被吸收后进入血液，使循环血量增加而加重（　　）的负担。

A. 心脏　　B. 胃肠　　C. 肺　　D. 大脑

5. 不需要特别给幼儿补充水分的情况是（　　）。

A. 幼儿吃饭时　　B. 幼儿在有空调的环境时

C. 幼儿发热时　　D. 幼儿运动后

（二）判断题（每题 1 分，共 6 分）

1. 保育师应定期使用开水清洗保温桶。（　　）

2. 幼儿冬季的饮水量和夏季一样。（　　）

3. 保育师应指导幼儿饮水时要一口一口地慢慢喝。（　　）

4. 补充饮用水应选择幼儿活动的时间。（　　）

5. 保育师每天早上要清洗保温桶，备好消毒好的杯子，根据气候和活动量等情况准备好足量的温开水。（　　）

6. 保育师为幼儿每天准备饮用水的量主要取决于每班幼儿的人数。（　　）

二、实操技能演练（共 19 分）

1. 进行保温桶的清洗及消毒技能演练。（10 分）

2. 说出幼儿饮水照护中的安全隐患及应对方法。（9 分）

【项目考评】

项目综合考评见表 3-7。

表 3-7　项目综合考评单

任务	考核点	建议评分标准	教师评分
幼儿饮水前的准备	实训活动总评价（满分 15 分）	根据实训评价表评分。建议：优秀（12 ～ 15 分）；良好（9 ～ 11 分）；合格（5 ～ 8 分）；不合格（0 ～ 4 分）	
	学习收获（满分 5 分）	善于思考和总结，对任务有很好的掌握和收获（3 ～ 5 分）；对任务有一定的掌握和收获（0 ～ 2 分）	
幼儿饮水时的照护	实训活动总评价（满分 45 分）	根据实训评价表评分。建议：优秀（35 ～ 45 分）；良好（20 ～ 34 分）；合格（11 ～ 19 分）；不合格（0 ～ 10 分）	
	学习收获（满分 5 分）	善于思考和总结，对任务有很好的掌握和收获（3 ～ 5 分）；对任务有一定的掌握和收获（0 ～ 2 分）	
知识测试（满分 30 分）：			
总评分（满分 100 分）：			

注：在项目结束提交本表格给教师评分时，将项目中每个任务的“实训评价表”“学习收获表”和“知识测试”一同拍照提交。

【个性考评】

教师可以针对学生情况，与学生们一起设置班级的个性考评单。个性考评单可以直接写在下方，也可制作成电子版打印后粘贴在此处。

|项目四| 幼儿睡眠照护

学习目标

1. 知识目标

· 了解幼儿睡眠的基本知识，掌握幼儿独立午睡的照护要求。

· 掌握幼儿睡眠前的物质环境和心理环境的营造要求。

· 掌握幼儿睡眠中检查的内容。

· 掌握培养幼儿独立穿脱衣服的方法。

· 掌握整理寝室、寝具的程序与要求。

2. 技能目标

· 按照规范要求完成适宜的寝室环境的模拟操作。

· 模拟指导幼儿自己穿脱衣服并独立午睡。

· 对尿床、鼻出血、咳嗽、打鼾、磨牙及其他异常行为的幼儿采用不同的照护措施。

· 对午睡后的幼儿进行午检，并能够对睡眠环境中的物品进行整理和清洁。

3. 素养目标

· 积极参与幼儿睡眠照护的学习活动。

· 掌握幼儿睡眠照护的各项工作要点，提高职业素养。

学习建议

· 幼儿睡眠前的照护：建议 4 学时。

· 幼儿睡眠时的照护：建议 4 学时。

· 幼儿睡眠后的照护：建议 2 学时。

思维导图

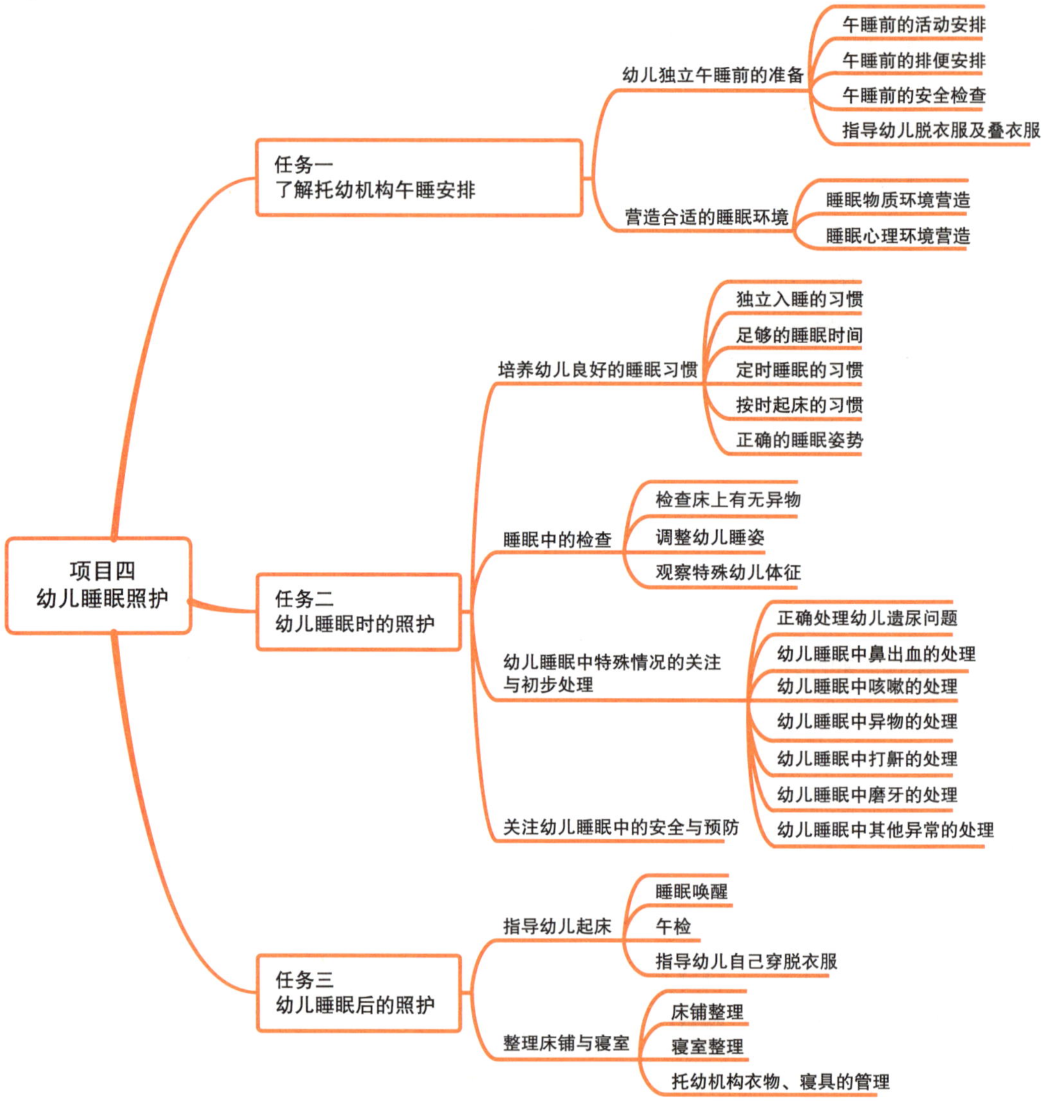
项目四
幼儿睡眠照护
任务一
了解托幼机构午睡安排
幼儿独立午睡前的准备
午睡前的活动安排
午睡前的排便安排
午睡前的安全检查
指导幼儿脱衣服及叠衣服
营造合适的睡眠环境
睡眠物质环境营造
睡眠心理环境营造
任务二
幼儿睡眠时的照护
培养幼儿良好的睡眠习惯
独立入睡的习惯
足够的睡眠时间
定时睡眠的习惯
按时起床的习惯
正确的睡眠姿势
睡眠中的检查
检查床上有无异物
调整幼儿睡姿
观察特殊幼儿体征
幼儿睡眠中特殊情况的关注与初步处理
正确处理幼儿遗尿问题
幼儿睡眠中鼻出血的处理
幼儿睡眠中咳嗽的处理
幼儿睡眠中异物的处理
幼儿睡眠中打鼾的处理
幼儿睡眠中磨牙的处理
幼儿睡眠中其他异常的处理
关注幼儿睡眠中的安全与预防
任务三
幼儿睡眠后的照护
指导幼儿起床
睡眠唤醒
午检
指导幼儿自己穿脱衣服
整理床铺与寝室
床铺整理
寝室整理
托幼机构衣物、寝具的管理

笔记栏

项目探索

请阅读以下案例，思考并完成问题。

新生班的孩子入园第三周，睡眠习惯还没有养成。每到午睡时间，进入寝室，孩子们就开始吵吵闹闹，有的孩子甚至一到睡觉时间就开始哭闹……每天孩子们睡觉时，保育师小刘和两位老师都要一起看护。哄完这个孩子，拍拍那个孩子，甚至要一直拉着幼儿的手陪着幼儿午休。每天都要将近下午一点，孩子们才能陆续睡着。原本以为，孩子们睡着了，老师们可以松口气了。但在这个时候，总会有几位孩子在睡梦中哭醒，有个别孩子还会尿裤子……

（1）你觉得幼儿午睡中会出现哪些问题？

（2）保育师在幼儿睡眠方面应做哪些工作？

笔记栏

任务一 了解托幼机构午睡安排

任务导入

幼儿的健康成长离不开充足、高质量的睡眠。例如，高质量的午睡可以帮助幼儿放松身心，恢复体能和精力，为幼儿下午各项活动的开展奠定良好的基础。因此，锻炼幼儿养成良好睡眠习惯、培养幼儿独立睡眠能力至关重要。而幼儿睡眠前准备是否科学合理与睡眠质量密切相关，所以保育师应该高度重视幼儿睡眠前的准备工作。

任务目标

通过讨论幼儿睡前的准备要点，以及在给定环境条件下对幼儿睡眠前的准备工作进行模拟等，掌握促进幼儿独立睡眠和营造合适睡眠环境的相关知识与技能。

任务准备

以下物品为每组一套（以 6 人一组为例），每组需准备的材料有：

（1）音像设备：摄像机（可以用手机代替）、视频播放设备（所有组共用 1 套）。

（2）睡眠照护用品：幼儿床及床品 2 套、仿真娃娃 2 个（有外衣）。

任务实施

步骤一 知识准备

一、幼儿独立午睡前的准备

在幼儿午睡之前，保育师需要做一些准备工作，以便幼儿能够顺利地进行午睡。

1. 午睡前的活动安排

在幼儿睡眠前，保育师可通过播放舒缓的音乐或讲故事帮助幼儿入睡。保育师需要特别注意，在幼儿睡觉前不能给幼儿安排剧烈的活动，以免使其中枢神经更加兴奋，不利于入睡。

笔记栏

在组织幼儿脱衣上床安静躺好后，保育员可组织幼儿收听安全小故事、礼仪小故事等。例如，可以告诉幼儿小纽扣、小发卡、小皮筋、小拉链可能怎样伤害到他们，怎样才能不受伤害，通过增强幼儿的安全意识，培养幼儿认真听的好习惯。同时，保育师可以脚步轻轻地来回走动，巡视每一个幼儿的状况。

2. 午睡前的排便安排

午餐时，幼儿可能进食大量的汤水，而午饭和睡眠之间间隔相对较短，所以上床睡觉前，保育师要提醒幼儿如厕，以免尿床。此外，幼儿可能会因贪玩而忘记在睡眠前如厕，保育师应经常给予提醒，让幼儿养成入睡前如厕的习惯。

3. 午睡前的安全检查

在组织幼儿上床睡觉前，保育师需要进行一些安全检查，以免幼儿在熟睡过程中发生安全事故。具体的安全检查项目如下：①检查幼儿的衣服口袋中是否装有危险品，如扣子、发卡、花生米等细小物品；②检查幼儿的口腔和手，看看幼儿的双手是否干净，口腔是否有异物（图4-1）；③检查床铺和幼儿衣服上是否有裸露的长线头、尖锐物品等，排除安全隐患。

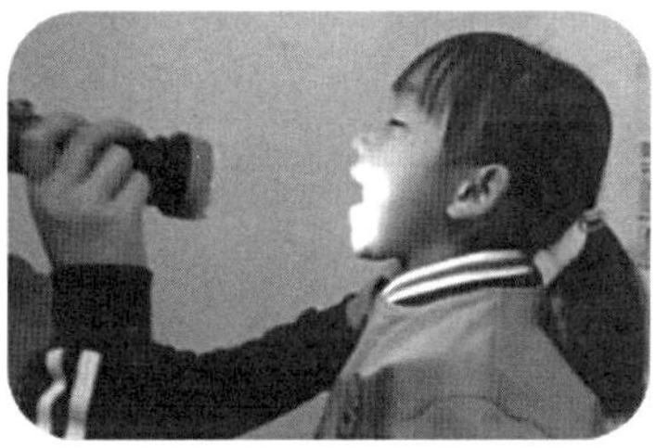

图 4-1　午睡前检查口腔

4. 指导幼儿脱衣服及叠衣服

午睡也是锻炼幼儿生活自理能力的一个良好契机。指导幼儿自主穿脱衣服不仅可以提高幼儿生活自理的能力，也能让其体会到自己动手带来的成就感。在指导幼儿学习脱衣服的过程中，保育师需先示范给幼儿看，以便让幼儿更快地学会。

（1）脱衣服。在幼儿脱衣服的时候，可按照从下到上的顺序，即外裤、袜子、衬裤、外套、衬衣的顺序，以避免幼儿着凉。

脱套头衣服的时候，要双手提住衣领的两端，从头上向前拉，再将手伸出衣袖。在幼儿能够掌握的情况下，可以指导幼儿先缩手脱下一只袖子，再脱下另外一只，双手抓住衣服的领口用力向上提脱下衣服。脱裤子时，将裤子退至膝盖处，坐下，先拽一只裤腿，再拽另外

笔记栏

一只裤腿。

（2）叠衣服。叠上衣的方法：将衣服平铺在椅子面上，将两个袖子沿着袖缝向里折（如果有帽子，将帽子折下来），最后将衣服的下面部分向上折（图 4-2）。叠裤子的方法：将裤子的两条裤腿沿裤子中缝对折，再对折，使裤腿与裤腰对齐。

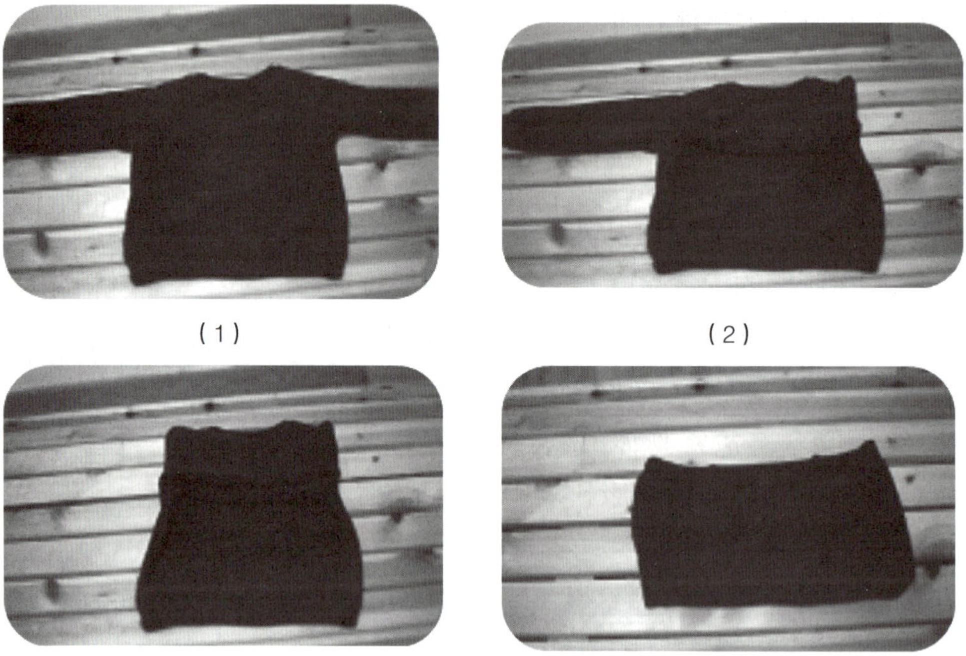

(1)　(2)　(3)　(4)

图 4-2　午睡前叠上衣的步骤

小妙招

叠衣服

小衣服，放放好，我来把你叠叠好，左右小门关一关，两只小手抱一抱，我们一起弯弯腰，我的衣服叠叠好！

叠裤子

拧起小裤腰，平铺放放好；两路小纵队，一条摞一条，最后裤脚碰裤腰。我的裤子叠叠好！

二、营造合适的睡眠环境

环境因素直接影响幼儿的午睡质量。为了确保幼儿的睡眠质量，

笔记栏

保育师需要营造一个合适的睡眠环境，包括物质环境和心理环境。

1. 睡眠物质环境营造

良好的物质环境是幼儿高质量睡眠的有力保障。保育师在营造合适的睡眠物质环境时，需要注意以下六大事项。

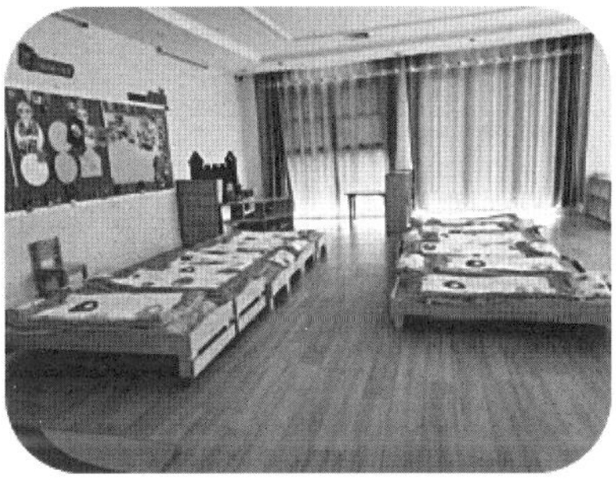

图 4-3 良好的睡眠环境

（1）创设良好的环境。睡眠环境要做到整洁、舒适（包括光线、温度、湿度、声音、床位等方面）、安全，且要保持室内通风。保育师需要保证幼儿寝室内空气流通良好，确保空气新鲜。

（2）室内光线。寝室内的光线不要太强，幼儿睡觉时不宜开灯。保育师可以拉上窗帘，营造良好的睡眠环境，保证幼儿睡眠质量（图 4-3）。

（3）室内温度。冬季寝室室温低于 12℃时，开启暖空调；夏天天气炎热，寝室温度过高，可以借助电风扇或空调降温。使用风扇降温时，注意适时调整方向，不要直吹幼儿；使用空调降温时注意温度不要设置得过低，以免造成幼儿伤风感冒。室内温度以 18 ～ 22℃为宜。

（4）室内湿度。冬天室内空气干燥，可以使用加湿器来增加寝室湿度。一般而言，室内理想湿度为 50% ～ 60%。

（5）室内声音。保育师要保证寝室内外安静，没有噪声。保育师在进入寝室后说话时声音要低，动作要轻柔。

（6）幼儿床位安排。幼儿床位布置常采用两床相靠或组成排列的方式，但并排床位不应超过 2 个，首尾相接的床位不宜超过 4 个；为了便于保育师照管，每个床位应有一侧靠近过道；寝室室内主通道不应小于 0.9 米，次通道不应小于 0.5 米，两床之间通道不应小于 0.3 米；为防止幼儿睡眠时受凉，床不能紧贴外墙和窗户，床与外墙、窗户的距离不应小于 0.4 米；要把有特殊情况的幼儿安排在离保育师最近的位置（如体弱的、情绪不稳定的、生病需要喝药的幼儿等），便于保育师更好地进行关注和照顾；不把好动或入睡慢的幼儿排在一起，以免他们互相影响干扰其他幼儿睡觉；为尿频幼儿准备一双拖鞋放在床边，为有呕吐现象的幼儿准备一条干净的毛巾放在枕边。全体幼儿

笔记栏

头脚交叉睡。

2. 睡眠心理环境营造

午睡环节中，保育师对待幼儿的态度要温和，说话的语气要亲切和蔼，声音要轻柔，此时不应批评或训斥幼儿，也不应讲一些能引起幼儿紧张、害怕的恐怖故事，让幼儿保持良好的情绪，使他们精神状态轻松、愉悦，安然入睡。入睡音乐应尽量安静柔和、流畅舒缓，让幼儿情绪稳定、较快入睡。

育婴专栏

婴儿困倦时会有一些信号，如打哈欠、活动量减少、目光无神、疲倦、无缘无故吵闹等。在婴儿入睡前要检查开窗情况，既要保证室内空气新鲜，又要避免对流风吹到婴儿。睡前开展常规的活动：让婴儿洗澡；在卧室给婴儿喂奶；把婴儿放入婴儿床，放些婴儿喜爱的玩具或是供婴儿搂抱的东西。

步骤二　任务实训

教师和同学们可以灵活地组织实训活动，每节课可以选择一个或几个活动，也可以组织综合活动。本书提供的实训活动一般以小组为单位开展，以每小组 6 人为宜。同时建议以小组为单位开展实训评价，每个实训任务结束后，及时在实训评价表中开展评价。

实训一：模拟幼儿独立午睡前的准备要点

（1）将组内 6 名同学分为 2 组：2 名模拟保育师，4 名模拟幼儿，进行睡眠前的幼儿独立午睡准备。

（2）组内开展自我评价和他人评价。

（3）组内成员轮换角色，每名学生都要进行保育师的角色模拟。

实训二：睡前环境创设讨论

（1）小组间综合讨论总结幼儿独立午睡前的准备要点，并记录下来。

（2）推举一人介绍本组总结的准备要点，请其他组进行评价。
（3）每组成员轮流介绍，开展组间评比。

步骤三 实训评价

实训评价表如表 4-1 所示。

表 4-1 实训评价

实训	评价要点	评价标准	自我评价	组内评价
模拟幼儿独立午睡前的准备要点	掌握幼儿独立午睡的准备工作要点	午睡前活动安排的特点		
		午睡前组织幼儿如厕		
		午睡前安全检查的要点		
		指导幼儿脱衣服及叠衣服的要点		
睡前环境创设讨论	掌握睡前环境创设要点	知道如何创设良好的物质环境 知道如何创设良好的心理环境		
实训总评价：优秀□ 良好□ 合格□ 不合格□ 其他评价建议： 教师：				

注：评价标准是基于一般情况而定的，若实际情况不同，也可以稍做调整。“自我评价”和“组内评价”可参照评价标准，概括地评定为“优秀”“良好”“合格”或“不合格”，同时写出评价的理由。“组内评价”一般由组长主持、组内讨论得出，并由组内记录人统一填写。“其他评价建议”由教师根据课堂观察和实训表现，并结合小组实训结果给出。

步骤四 总结提高

记录知识学习和实训操作中遇到的困惑或难题，尝试寻找解决方法，并将自己的学习感悟和收获填入表 4-2。

表 4-2 学习收获

学习中的困惑	解决的方法	学习收获（技巧、方法等）

笔记栏

任务二　幼儿睡眠时的照护

任务导入

在 1 ～ 3 小时的午睡时间内，保育师似乎可以轻松一点了，但其实这时的照护工作也有很多。如睡姿需要保育师纠正，独自睡眠困难以及难以入睡的幼儿需要保育师的安抚，睡眠尿床幼儿、惊哭幼儿、易出汗幼儿等需要保育师照顾，以及幼儿睡眠时安全隐患的排除等，都需要保育师认真对待。

任务目标

讨论如何培养幼儿睡眠习惯，掌握睡眠照护工作要点，以及模拟对睡眠中特殊幼儿的睡眠照护工作，掌握幼儿睡眠时照护的相关知识与技能。

任务准备

以下物品为每组一套（以 6 人一组为例），每组需准备的材料有：

（1）音像设备：摄像机（可以用手机代替）、视频播放设备（所有组共用 1 套）。

（2）睡眠用品：幼儿床及床品 2 套。

任务实施

步骤一　知识准备

一、培养幼儿良好的睡眠习惯

保育师需要培养幼儿形成良好的睡眠习惯，以利于幼儿身心健康发展。

1. 独立入睡的习惯

一般来说，初入托幼机构的幼儿，往往难以独立入眠，保育师应遵循循序渐进的原则，慢慢培养幼儿独立入睡的习惯。培养的方法如下：①对于不能独立入睡的幼儿，保育师可坐在幼儿的床边，轻轻拍

笔记栏

幼儿背部，使其情绪轻松，逐渐对新环境产生安全感，陪伴他们入睡；②当幼儿慢慢适应新环境后，保育师可逐渐减少陪伴次数，直至幼儿能够独立入睡。

2. 足够的睡眠时间

足够的睡眠时间是保证幼儿健康生长的必要条件之一。保育师需要督促幼儿每天睡够足够的时间，避免其在睡觉时玩玩具和打闹。1岁以后幼儿的睡眠时间一般在14小时左右，1～1.5岁的幼儿在托幼机构一般每天上午下午各睡眠一次，夜里至少保证10小时。到2岁后幼儿的睡眠时间可能会减少到12～13小时，白天睡眠时间逐渐减少。不同幼儿白天小睡时间长短差别较大，有的幼儿可能到在早晨小睡后到了下午又想睡，也有的幼儿可能在第一次小睡的时间逐渐推后。但到了快2岁时，基本可以一天只有一次小睡，一般在中午或午后。这个阶段，应顺应幼儿小睡的变化，逐步养成小睡规律。3～6岁幼儿的睡眠时间表如表4-3所示。

表4-3　3～6岁幼儿睡眠时间

年龄（岁）	午睡时间（小时）	夜间睡眠时间（小时）	睡眠总时间（小时）
3	1～3	10.5～12.5	11.5～15.5
4	0～2.5	10～12	10～14.5
5	0～2.5	10～12	10～14.5
6	0～1.5	10～11.5	10～13

幼儿的睡眠同其他活动一样，存在个体差异，保育师要区别对待，以满足不同幼儿的需要。例如，午睡时长较长的幼儿、脱衣服较慢的幼儿、年龄较小的幼儿及体弱幼儿，应让他们提前进入寝室，提前睡觉；对于精力旺盛、体质较好、不喜欢睡觉的幼儿可分成几组依次上床睡觉，以便保育师管理。

育婴专栏

新生儿的睡眠时间是其所有生长阶段中最长的，一天需要18个小时的睡眠，每次睡眠时间为40分钟左右。新生儿大多数时间都是在睡眠当中度过的。新生儿每睡到2个小时左右就

笔记栏

会喝一次奶，此时的婴儿睡觉不会分白天和昼夜，一般在每次喂奶之后都会睡觉。

1～3个月的婴儿每天的睡眠时间要保持在16个小时左右。白天婴儿应该保持4次的睡眠，每次睡眠达1.5个小时左右。夜间需要保持11个小时的睡眠时间，婴儿在换完尿布或者吃奶之后通常都会进入睡眠。

4～6个月的婴儿的睡眠时间应该保持在14个小时左右，一般在上午的时候都会睡2个小时左右，到了下午需要睡3个小时左右。由于此时婴儿在白天的运动量会随着年龄不断增加，所以在夜间的时候需要保持婴儿充足的睡眠时间。

7～12个月的婴儿的睡眠时间需要根据自身的发育情况，婴儿的睡眠质量也会因人而异。通常情况下，处于这个阶段的婴儿上午需要保证一次睡眠，下午也要保证一次睡眠，每次睡眠时间为1个多小时。这一阶段的婴儿很少有一觉睡到天亮的，在夜间的时候会醒来两三次，主要是小便造成夜醒，所以在夜间需要及时给婴儿换尿布，以免造成睡眠不适。

3. 定时睡眠的习惯

应按照幼儿的生理特点，帮助幼儿养成定时睡眠的习惯，形成时间性条件反射，使幼儿一到睡眠时间就自动入睡。这就需要保育师严格遵守睡眠时间，不轻易更改幼儿睡眠时间，即使幼儿不能立即入睡，也应要让其先上床休息。

4. 按时起床的习惯

对幼儿来说，按照规定的时间起床，也是需要培养的良好习惯。按照固定的时间起床，可以使幼儿生活更加规律，有利于幼儿身心健康。

5. 正确的睡眠姿势

正确的睡姿有利于提高幼儿的睡眠质量。对于睡姿不正确的幼儿，保育师应与家长沟通和配合，帮助幼儿纠正睡姿。幼儿睡眠姿势可经常更换，但必须采取正确的姿势。正确的睡姿包括仰卧和侧卧，幼儿可右侧卧也可仰卧，身体自然弯曲，被子应盖在脖子以下。侧睡时不

笔记栏

应长时间偏向一侧，以免出现“偏头”或“歪头”习惯。

错误的睡姿包括趴睡、跪睡和蒙头睡。保育师需及时纠正幼儿不良的睡眠姿势，通过严格的睡前检查、设置屏障、随时检查等方法，帮助婴幼儿形成良好的睡眠姿势。

二、睡眠中的检查

幼儿全部上床入睡之后，并不意味着保育师可以放松下来，睡眠过程中的看护是十分重要的。在幼儿睡眠的过程中，保育师要对睡眠中的幼儿进行检查，以防潜在危险。

1. 检查床上有无异物

若幼儿在睡觉时将微小的物品塞入耳孔、鼻孔，会造成严重后果。不起眼的小皮筋有可能缠绕在幼儿身体某个部位造成危险。衣物、被褥缠绕幼儿也会产生危险。保育师除在幼儿睡前进行检查，在幼儿睡眠中也一定要进行安全检查。

2. 调整幼儿睡姿

幼儿比较好的睡眠姿势是右侧卧或平躺。右侧卧时脊柱略微弯曲，肩膀前倾，两腿弯曲，双臂自由放置，对重要器官无过分压迫，全身的肌肉处于最大程度的松弛状态，能够帮助幼儿安然入睡，但长时间侧卧，容易发生脸部两侧不对称，甚至可能造成斜视。仰卧也是幼儿经常采用的一种睡姿，有利于肌肉的放松，不会使内脏器官受压，内脏负担较小；但仰卧使舌根后坠，有时会阻塞呼吸道，使幼儿呼吸困难。

睡眠过程中睡眠姿势以舒适、易入睡、入睡后安宁为目的。在睡觉时，经常有幼儿趴着睡觉或者蒙着被子睡觉，这不仅不利于幼儿身体健康，还会有窒息的危险。保育师要在幼儿入睡前提醒幼儿不蒙着被子睡，在检查时需要帮助幼儿调整睡姿，帮其盖好被子，防止幼儿感冒。大部分幼儿睡觉时有踢被子的行为，常常因为天气热，将被子踢开而受凉。所以无论季节冷暖，保育师都要及时地为每一位幼儿盖好被子。

3. 观察特殊幼儿体征

在检查幼儿睡眠状况的过程中，保育师要着重观察体弱幼儿和患

笔记栏

病幼儿的生命体征，如体温、呼吸、脸色等，并按时叫醒幼儿，以便及早发现幼儿身体的异常情况，采取相关措施。如果幼儿没有入睡，保育师可以通过拍一拍、哄一哄的方式帮助幼儿尽快入睡。切记不可强迫幼儿睡觉，以免让幼儿对睡觉产生抵触心理。

小提示

保育师在幼儿午睡时应做到一听、二看、三摸、四做、眼勤、嘴勤、手勤、腿勤。

一听：听听幼儿的呼吸是否正常。

二看：看看幼儿的神态，严密注视幼儿的举动有无异常，如发现问题，及时处理。

三摸：摸摸幼儿额头的温度。

四做：对个别踢被子的幼儿要及时为其盖好。

眼勤：眼睛要时刻盯着幼儿，严密注视幼儿的举动，如发现问题，及时处理。

嘴勤：对个别不能安静入睡，调皮、好动的幼儿，要耐心地劝说其改掉不良习惯。

手勤：对个别睡姿不正的幼儿要及时进行调整，使其养成正确睡姿习惯。

腿勤：幼儿午睡时，保育师不应该总坐在椅子上，要经常在寝室巡视，仔细观察幼儿的午睡状况，做到及时发现并解决突发情况。

三、幼儿睡眠中特殊情况的关注与初步处理

（一）正确处理幼儿遗尿问题

1. 了解幼儿遗尿的原因

幼儿遗尿问题是指幼儿 5 岁之后仍然不能有意识地排尿，即在活动或睡眠时出现不自主排尿的现象。保育师要正确处理幼儿遗尿问题，就要了解引起幼儿遗尿的原因，以便采取相应的措施。引起幼儿遗尿的主要原因如下。

（1）精神原因。幼儿的运动量过大，造成身体疲劳或神经兴奋，

笔记栏

易导致遗尿；幼儿受到惊吓、恐惧、焦虑等精神刺激，易导致遗尿；幼儿尿床后受到呵斥甚至体罚时，易导致遗尿。

（2）排尿训练不当。幼儿未进行长期的大小便训练，未能养成自己控制排尿的习惯。

（3）睡眠过沉。幼儿睡得过沉，大脑还不能接受来自膀胱的尿意，从而导致遗尿。

（4）生理原因。有些幼儿的膀胱发育迟缓，膀胱量小，这种生理因素易导致遗尿。

（5）疾病原因。有些疾病如泌尿系统畸形、尿路感染、癫痫、大脑发育不全等都会引起幼儿遗尿。

（6）遗传原因。如果父母双方幼儿时期有遗尿症状，子女幼儿时期也可能发生遗尿症状。

2. 处理幼儿遗尿问题

当保育师发现幼儿存在遗尿问题时，需要正确对待，以免加重遗尿症状。

（1）掌握幼儿排尿规律。保育师为了照顾好幼儿，对于幼儿遗尿的情况要进行了解，具体需要了解的内容如下：①尿床幼儿名单。幼儿起床后，保育师在整理床铺时，需要检查幼儿是否存在尿床现象，并记录下来。②幼儿尿床时间。通常幼儿在饮水后大约半个小时就可能需要排尿，如饮水量多，也可能缩短排尿间隔时间，保育师可据此进行推测幼儿尿床的时间。在幼儿上床 40 分钟后，保育师可将手伸进被褥试探幼儿是否尿床，并做好记录。③幼儿尿床原因。保育师在确定幼儿存在遗尿现象后，需要及时与家长进行联系和沟通，了解幼儿在家的活动量、睡眠、饮水量等情况，确定其尿床的原因，以便有针对性地照顾。

（2）物品准备。保育师在幼儿入睡后，将经常有遗尿行为的幼儿的衣物摆放在其床附近，以便及时更换。

（3）提醒、唤醒幼儿排尿。组织幼儿上床午睡之前，保育师要提醒幼儿排尿，防止其尿床。对于有遗尿现象的幼儿，可在其睡眠期间，采用渐进推测法来判断幼儿尿床的具体时间，有规律地唤醒其排尿。唤醒幼儿排尿的时间可以是其入睡后 40 分钟左右。也可以配合

笔记栏

幼儿睡眠情况，若发现幼儿在睡眠中有翻来覆去、睡眠不实等憋尿现象，应及时唤醒排尿。

值得注意的是，保育师在幼儿睡眠中提醒幼儿排尿，必须首先唤醒幼儿，因为排尿是受意识控制的条件反射，是在大脑皮层控制下进行的，只有在幼儿觉醒的情况下，才能意识到尿意，也只有在这种状态下才能对排尿进行控制。如果保育师在幼儿睡眠中将其抱起放到盆上，并发出幼儿熟悉的排尿信号，有些幼儿也会排尿，但这种排尿是在睡眠过程中无意识下进行的，虽然没有排尿在床上，但也属于遗尿。

（4）及时处理幼儿尿床。保育师在发现幼儿尿床后，需要对其及时进行处理。具体处理办法如下：①先将幼儿唤醒，为其换上干净衣裤后将其抱到床上，安慰幼儿再次入睡；②将幼儿尿湿的被褥放到太阳下晾晒，或者进行拆洗。保育师在给幼儿换衣裤时，动作要迅速，以免幼儿着凉。对于尿床的幼儿，保育师态度要亲切和蔼，表情平静，语言柔和，切不可大声斥责，更不能体罚幼儿，否则幼儿会因精神过度紧张而加重遗尿症状。

（5）预防与矫治。消除引起幼儿精神紧张的各种因素，包括幼儿因遗尿后产生的心理压力（自卑感和羞耻感等），耐心地鼓励和训练幼儿正常的排尿能力和习惯，帮助其逐渐树立克服遗尿的信心。保育师和教师要相互协助，安排好幼儿的一日生活，避免幼儿因过于兴奋投入活动而憋尿的情况。此外，在发现幼儿尿床后应与家长联系，了解幼儿在家中的活动量、睡眠、饮水量等情况，共同分析造成尿床的原因。保育师应要求家长提前准备好幼儿需要更换的衣服，与家长配合矫正幼儿尿床。

小妙招

笔记栏

幼儿尿裤子要妥善处理

尿裤子对于中班幼儿来说是时有发生的，但是如果处理不好，往往会伤害幼儿的自尊心，给幼儿造成心理伤害。

一天上午，我刚进班，一群孩子向我跑过来大声说："老师，周周尿床了，这么大了还尿床，真不知羞。"我向周周望去，只见他低下头表情很难过的样子，我知道其他孩子的话已经伤害了他的自尊心，连忙过去对他进行安抚，他的心情才得以恢复。

有一天晚上，我刚上夜班，只听周周说："老师，我要小便。"我马上回答："上床之前你去厕所了吗？"他摇摇头，当我正要说你去吧，只见周周躺在床上一动不动，瞪大眼睛，脸色怪怪的，我连忙走过去摸摸他头说："你不舒服吗？"他只摇摇头不说话，我又小声说："有什么事？告诉我。"他才不好意思地说："我不小心尿床了。"当时我找来干净的衣服裤子让他换上，再帮他换被褥，让他继续睡觉。第二天起床后，我把他拉到一边悄悄对他说："别担心尿裤子的事，记着以后上床之前先去小便，现在的天气越来越冷，这样会着凉感冒的，这次只是来不及才尿裤子的。没关系，以后我们睡前小便就好了。"平时，我在日常工作中，非常注重这些细节，细心地呵护幼儿，保护他们的自尊。

照顾好幼儿的一日生活，既平凡又琐碎，然而就在这平凡的琐碎中包含着大量的教育工作，真正体现了"保中有教，教中有保"，保育和教育工作密不可分。它们相辅相成，缺一不可。保育是教育的基础，只有为幼儿创造良好的生活活动空间，照顾好幼儿的一日生活，才能收到好的教育效果。

（二）幼儿睡眠中鼻出血的处理

鼻出血是幼儿常见的一种症状，保育师需妥善处理幼儿睡眠中的鼻出血情况。

1. 幼儿睡眠中鼻出血的原因

为了妥善处理幼儿睡眠中的鼻出血，保育师需要了解幼儿鼻出血

笔记栏

的原因。幼儿鼻出血的主要原因有以下几种。

（1）鼻外伤。幼儿的鼻黏膜很薄，用力抠鼻子会对鼻黏膜造成损害，导致鼻出血。

（2）气候条件。空气干燥、炎热、气压低、寒冷等情况都可能引起鼻出血。

（3）体质原因。内火过旺的幼儿，一旦上火，极易造成鼻出血。

（4）疾病原因。鼻出血可能是某种疾病的表现症状之一，如各种鼻腔感染引起鼻出血。

（5）维生素缺乏。幼儿在饮食上有挑食、偏食等不良习惯，都可能因维生素缺乏而导致鼻出血。

（6）遗传因素。有的幼儿鼻出血是遗传造成的，如遗传性毛细血管扩张症。

2. 睡眠中鼻出血的处理方法

若睡眠中发现幼儿鼻出血，保育师一定要保持镇定，并采取妥善的方法进行处理。保育师在给幼儿止血的过程中，还应做好幼儿的安抚工作，告诉幼儿不要紧张。

（1）冷敷法。幼儿鼻子少量滴血时，保育师可用冰袋或湿毛巾冷敷幼儿前额及颈部 5 分钟左右；或用冷水及冰水让幼儿漱口，使血管收缩，减少出血。

（2）压迫鼻翼法。先让幼儿坐下，稍向前倾斜，然后用拇指和食指紧捏两侧鼻翼 10 ～ 20 分钟，一般可以止住轻度鼻出血。使用此方法时需提醒幼儿把嘴里的血吐出来，以免刺激胃肠引起恶心、呕吐等。

（3）填塞法。用无菌棉球粘上止血药塞进鼻孔，或用止血海绵堵塞。此时需注意观察幼儿咽部，若咽部有血向下流，说明鼻出血没有止住。

如果采取上述措施后，鼻出血还是止不住，或者幼儿的出血量大，并伴有脸色苍白、出冷汗、心率加快等症状，应该及时上报，并通知家长。如幼儿反复流鼻血，也应送到医院检查是否存在鼻炎、鼻腔异物等情况。

笔记栏

3. 睡眠中鼻出血的后期注意事项

保育师在对幼儿的鼻出血进行妥善处理后，还需要做好后期的维护工作，避免其再次发生鼻出血。

（1）注意饮食。流鼻血期间，不吃热食，不喝热饮料。应该食用一些温凉且富含蛋白质、维生素及铁剂的食物，如蜂蜜水、米汁、牛奶、果汁等；或半流质的食物，如粥、面汤等；避免食用辛辣刺激及坚硬的食物；多食用新鲜蔬菜和水果。

（2）加湿补水。在空气干燥的季节，幼儿流鼻血的可能性会增大。保育师应开启加湿器，增加空气湿度。

（3）不抠鼻孔。保育师应定期为幼儿剪指甲并将剪断后的指甲边缘磨平，同时要指导和教育幼儿养成不挖鼻孔的良好习惯。

（三）幼儿睡眠中咳嗽的处理

1. 查明睡眠中幼儿咳嗽的原因

咳嗽是幼儿常见的一种症状，引起幼儿咳嗽的原因有很多。当幼儿出现咳嗽的症状时，保育师应先查明原因。引起幼儿咳嗽的具体原因有以下几种。

（1）感冒。无论是普通感冒还是流行性感冒，炎症或病毒一旦到达呼吸道就会引起咳嗽。

（2）过敏体质。部分过敏体质幼儿，常会对某种物质产生过敏反应，从而引起咳嗽。

（3）气候条件。秋冬季天气寒冷干燥，幼儿在户外活动时会吸入冷空气，呼吸道受冷空气的刺激易引发咳嗽。

（4）饮食原因。幼儿吃的食物过咸、过甜或辛辣等都容易诱发咳嗽。幼儿出现咳嗽症状后若不注意合理饮食，会加重咳嗽症状。

2. 掌握幼儿睡眠中咳嗽的处理方法

幼儿在睡眠中出现咳嗽症状时，如有痰液，保育师可以将其头部抬高或让幼儿坐起来，并拍背部助其将痰液排出。拍幼儿背时要讲究方法，否则有可能适得其反。

对于咳嗽有痰的幼儿，保育师的正确拍背手法是五指并拢半握空心掌，由身体一侧后背腰部从下往上拍，注意力度不要过轻或过重，用力过轻达不到效果，用力过重会拍伤幼儿；拍完一侧再拍另一侧，

笔记栏

一侧最少拍 3 分钟，每间隔一两个小时拍一次。

若幼儿太小，还不会吐痰，保育师应让幼儿张开嘴巴，用纸巾将幼儿嘴里的痰液吸出，以防幼儿再次吞咽下去。对于咳嗽有痰的幼儿，保育师应让其多饮水，湿润上呼吸道，使痰液更容易排出。同时，在睡眠过程中，保育师要帮助幼儿不时调换睡姿，一般以侧卧为宜，促进呼吸道分泌物排出。

3. 幼儿睡眠中咳嗽的预防方法

为了预防和减少幼儿咳嗽，保育师可采取以下预防方法。

（1）提高幼儿的身体素质。提高幼儿的身体素质，可以减少因感冒引起的咳嗽。常见的提高幼儿身体素质的方法有：组织幼儿到户外进行体育锻炼，尤其是寒冷季节；保证幼儿充足的睡眠，睡眠不足会影响幼儿的生长发育，降低幼儿的抵抗力。

（2）保持寝室适当的温度和湿度。寝室的温度、湿度过低或过高，幼儿都不能很好地适应，易导致感冒，从而引起咳嗽。寝室最佳温度为 18 ～ 22℃。寝室最佳湿度为 50% ～ 60%。

（3）保证幼儿合理的饮食。幼儿的饮食要科学、合理，口味以清淡为主，不要吃过甜、过咸或辛辣的食物。

（4）为幼儿补充充足的水分。对于内热体质的幼儿，一上火就会出现咽喉部炎症，因此保育师需要注意让幼儿平时多饮水，及时补充体内需要的水分，以达到降火的目的，同时保持咽喉部湿润，减少咳嗽的发生。

（四）幼儿睡眠中异物的处理

幼儿年龄较小，缺乏生活经验，对周围任何事情都充满好奇，保育师要注意幼儿午睡过程中的意外情况。

1. 鼻腔异物

午休时，常有一些入睡困难的幼儿，趁教师不注意，把小纸团、被子里的棉花、小珠子、豆粒、果核等物品放入鼻孔，时间长了就会引起鼻塞发炎。

保育师在幼儿上床前逐一检查幼儿是否携带了以上物品，告知携带这些物品午休的危害。加强巡视，及时发现意外情况。若发现幼儿将异物塞进鼻孔，应立即帮助或嘱咐幼儿用手按紧无异物的鼻孔，合

笔记栏

上嘴后用力擤鼻，将异物排出，并观察幼儿是否有不适。例如，卫生纸、棉花之类物品进入鼻腔位置较浅时，可以用镊子夹出；如果是小珠子、豆类，用镊子不但夹不住，还会使其越陷越深，甚至有可能落入气管引发危险，此时应尽快到医院治疗。

2. 外耳道异物

幼儿可能把小物品放入耳朵里，如果是卫生纸、棉花等，可以用镊子轻轻取出；如果是小珠子、豆类，可以让幼儿把身体弯向有异物的一侧，然后单脚跳跃，排出异物；如果是昆虫入耳，可用灯光对着外耳道口，引诱昆虫爬出；或向内吹香烟，以驱赶昆虫爬出。如果上述方法不奏效，可使幼儿侧卧，患耳向上，而后向耳内滴入数滴食用油，将昆虫粘住或杀死后，再用温水冲洗耳道将虫子冲出。若虫子较大，不易冲出，应速去医院治疗。切记不能用尖锐的物品进耳道掏挖异物，以免捅破鼓膜。

3. 喉部、气管异物

如果幼儿睡觉时将小珠子、豆类、玻璃球或纽扣等含在嘴里，有可能会落入喉部、气管引发危险。这就要求保育师在午休时加强检查和巡视，不能掉以轻心，遇到问题及时处理。

幼儿呼吸道异物的处理方法——海姆立克急救法

如果幼儿呼吸道存在异物可能有以下几个表现：①呛咳，脸色发紫；②不能说话；③不能呼吸；④双眼流泪。

处理方法：迅速将幼儿抱起，使其头低脚高，用力拍其背部，将喉部的异物咳出。也可以迅速从后方搂住幼儿的腰部，用大拇指的背部顶住幼儿的上腹部，间断地向上、向后冲击性地推压，促使横膈肌压迫肺部，从而产生气流，将气管里的异物排出，如图 4-4 所示，若这两种方法都无效必须速送医院进行急救。

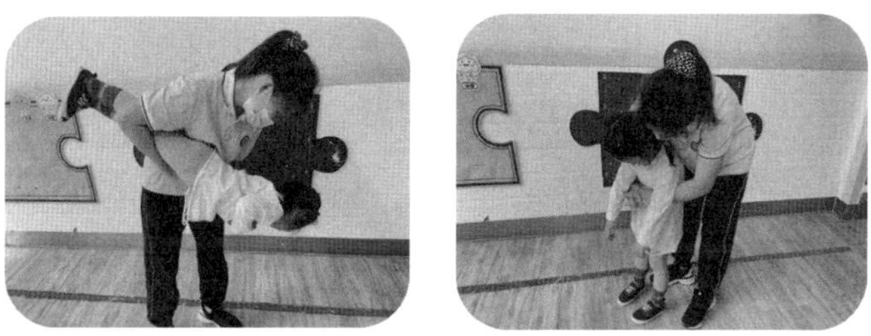

(1)　　(2)

图 4-4　幼儿呼吸道异物处理方法

笔记栏

小检测

妈妈为让3岁的婷婷高高兴兴上幼儿园，给她戴了一串漂亮的小彩珠手链。午睡时保育师并没有发现。婷婷玩来玩去，不知怎么就把手链弄断了。她把一粒粒的小彩珠塞到了耳朵里，自己又拿不出来，便大哭起来。保育师发现后立即将婷婷送往医院救治，最终化险为夷。

请阅读以上案例，思考并完成以下问题。

1. 上述案例中的幼儿园管理存在哪些问题？
2. 保育师应如何处理上述类型的突发事件？

（五）幼儿睡眠中打鼾的处理

幼儿睡眠中打鼾是常见的睡眠现象，可能是睡姿不当等原因造成的，也可能是某种疾病造成的，保育师需要特别注意。

1. 幼儿睡眠中打鼾的原因

为了对幼儿睡眠中打鼾现象进行妥善处理，保育师需要了解幼儿睡眠中打鼾的具体原因，以便有针对性地进行处理。

（1）睡眠姿势不佳。幼儿仰卧，舌头根部因重力关系向后倒，呼吸道受到部分阻塞，气流进出鼻腔、口咽和喉咙时，附近黏膜或肌肉产生振动发出鼾声。

（2）呼吸道不顺畅。幼儿年龄小，鼻孔、鼻腔和咽喉部相对狭窄，黏膜柔嫩、血管丰富，很容易因分泌物或黏膜肿胀而堵塞，导致呼吸道不顺畅而打鼾。

（3）身体肥胖。体胖的幼儿咽部的软肉构造较肥厚，睡觉时口咽部呼吸道易阻塞，从而出现鼾声，严重时甚至会有呼吸暂停的现象。

（4）身体疾病。某些疾病也会导致打鼾，如扁桃体肿大、呼吸道炎症等。例如，幼儿扁桃体肿大，引起咽喉部狭窄，导致睡眠中出现打鼾、张口呼吸等现象；幼儿鼻道狭窄，咽腔较短、鼻道狭窄，稍有分泌物就出现鼻咽阻塞，引起打鼾；幼儿有呼吸道炎症时，上呼吸道发炎、慢性鼻窦炎会使鼻咽部通气受阻，睡眠时不能经鼻呼吸，出现随呼吸发出的鼾声。

（5）其他因素。幼儿睡眠中打鼾可能跟日常吃的东西有关，或者与遗传有关，或者幼儿本身的穿着过重，或睡觉手臂压在身上等。

笔记栏

2. 幼儿睡眠中打鼾的处理

幼儿睡眠中打鼾，保育师需要针对具体情况进行处理。

（1）对于睡姿不佳造成的打鼾，保育师需要调整幼儿的睡姿。通常对于打鼾的幼儿可让其采取侧卧的姿势，尽可能让幼儿以舒服的睡姿睡觉，保持呼吸道的通畅，就可避免打鼾。

（2）对于因肥胖引起的打鼾，短时间内保育师无法解决。但可通过均衡幼儿饮食，使其减少口咽部的脂肪，缓解打鼾的情况。

（3）对于因某种疾病而打鼾的幼儿，保育师应及时通知家长带幼儿及时就医，以保证幼儿的睡眠质量。

（六）幼儿睡眠中磨牙的处理

幼儿在睡眠过程中，上下牙齿咬动发出“咯吱咯吱”的响声，就是我们平时所说的磨牙。

1. 幼儿睡眠中磨牙的原因

幼儿在睡眠中磨牙是一种很常见的现象，可能由多种原因造成。为了对幼儿睡眠中的磨牙进行妥善的处理，保育师需要了解幼儿磨牙产生的原因，具体原因有以下几种。

（1）寄生虫因素。幼儿肚子里的蛔虫，会在小肠内掠夺各种营养物质，刺激肠管使肠道蠕动加快，从而引起消化不良、肚脐周围隐痛，导致幼儿在睡眠中神经兴奋性不稳定而磨牙。有蛲虫病的幼儿，在睡觉时蛲虫常爬到肛门口产卵，引起肛门瘙痒，导致幼儿睡眠不安稳也会发生磨牙。

（2）饮食因素。吃饭不规律，或挑食、偏食等不良习惯，都会引起幼儿消化功能紊乱，导致咀嚼肌不由自主收缩出现磨牙现象。

（3）心理因素。焦虑、压抑、烦躁不安、过度紧张等不良情绪，使幼儿大脑皮层的兴奋或抑制过程受到影响而失去平衡，从而引起咀嚼肌不由自主收缩，导致磨牙。

（4）其他疾病因素。牙齿发育不好，上下牙接触时有的牙尖过高，咬面不平，因此引起磨牙。佝偻病、神经衰弱、慢性牙周炎等疾病，都可能会引起磨牙。

笔记栏

2. 幼儿睡眠中磨牙的处理

保育师可针对幼儿睡眠中磨牙产生的不同原因进行处理。

（1）因饮食因素造成的磨牙。为了避免饮食因素造成幼儿磨牙，保育师需要做好以下工作：①合理调节幼儿的膳食，粗细粮、荤素菜搭配，防止幼儿营养不良；②培养幼儿养成不偏食、不挑食的习惯，并注意饮食清淡、易消化；③注意不要让幼儿吃得过饱，以免引起胃肠不适。

（2）因心理因素造成的磨牙。为了避免幼儿出现过度兴奋、焦虑、压抑、烦躁不安、过度紧张等不良情绪，保育师需要做好以下工作：①合理地安排幼儿白天的活动量，不要让幼儿过于兴奋；②睡前不讲恐怖故事，避免幼儿精神紧张，给幼儿营造良好的睡眠环境；③保育师要提醒父母给孩子创造一个舒适和谐、充满欢乐的家庭环境。

（3）因寄生虫造成的磨牙。如果幼儿的肠道内有蛔虫或蛲虫，应及时遵医嘱给幼儿服用驱虫药，及时驱虫。

（4）因其他疾病因素造成的磨牙。保育师需要做好以下工作：①患有佝偻病的幼儿用维生素 D 及钙剂治疗，同时让幼儿进行适量的日光浴；②对于有牙咬合不良的大龄幼儿，可配合家长请口腔科医生进行治疗，同时制作一个牙垫，晚上睡前帮助幼儿戴在牙颌上，早晨取下，以缓解肌肉紧张，减少磨牙。

（七）幼儿睡眠中其他异常的处理

幼儿睡眠中可能会出现一些其他异常，保育师需要查明原因并正确处理。

1. 梦魇的处理

梦魇是一种常见的睡眠障碍，指人在睡眠时因受惊吓而喊叫。幼儿偶尔出现梦魇是一种正常的睡眠现象。但是如长期出现，保育师需要特别注意。为了尽可能避免幼儿出现梦魇，保育师需要找出原因，并进行妥善处理。

幼儿出现梦魇主要是心理因素导致的，大多与幼儿的情绪有关系，如焦虑、恐惧、紧张。对于经常出现梦魇的幼儿，保育师应进行如下处理：①在睡觉前，保育师应注意安抚幼儿的情绪，不批评或训斥幼儿，避免幼儿听恐怖故事或看情节惊险的动画片，尽量让幼儿保持稳定的情绪入睡；②在睡眠过程中，幼儿出现大哭大闹等行为时，保育师要及时地给予安抚，将幼儿抱起以减少幼儿的恐惧感，使其再次安然入睡。

2. 夜惊或梦游的处理

夜惊或梦游也是幼儿时期比较常见的一种现象。夜惊或梦游通常与幼儿的年龄和精神过度紧张、焦虑有关。保育师应做好幼儿夜惊或梦游的处理工作，具体的处理办法如下：①避免在睡前给幼儿讲述恐怖故事，让他们轻松愉悦地自然入睡；②当幼儿夜惊或梦游发作时，应沉着镇静，看护好幼儿，防止其发作时发生意外；③幼儿夜惊或梦游发作过后，应帮助幼儿盖好被子，让其重新入睡；④对于夜惊或梦游频繁发作的幼儿，需要联系其家长，并建议家长带幼儿到医院进行检查。

3. 吮吸手指的处理

吮吸手指是指幼儿将手指放入口中进行吮吸的习惯性行为。对于年龄较小的幼儿来说，吮吸手指是一种常见行为，也属正常现象。随着其年龄增长（到了 2 岁以后），这一行为会逐渐自行消失。如果在幼儿期仍保留着吮吸手指的习惯，则应将幼儿吮吸手指视为一种问题行为，保育师需要了解其原因，并进行妥善处理。幼儿吸吮手指的原因主要有以下几种。

（1）生理需要。幼儿对吮吸有一种天生的需要，如得不到满足，就会吮吸手指。幼儿 4 岁之前的吮指行为是正常的，是可以被接受的，并不需刻意戒掉。而当幼儿在满 4 岁之后，则需要对其吸吮手指行为进行纠正。

（2）精神原因。内心孤僻、焦虑等精神方面的因素会使幼儿以吮吸手指达到自娱自乐、引起成人关注的目的。家庭中父母争吵、家长过于严厉，在缺乏成人的爱抚与关心等不良环境下成长起来的幼儿，也会不自觉地在紧张状态时表现出吮吸手指的行为。保育师对性格孤僻、内心焦虑的幼儿要特别给予关注，引导他们多参加集体活动，快乐地成长。

（3）态度强化。家长、教师、保育师对幼儿吮吸手指行为严厉斥责或听之任之，都会强化幼儿吮吸手指的行为。保育师如发现幼儿吮

笔记栏

吸手指的行为，要态度和蔼地劝阻，不能嘲笑他，更不要恐吓或强行制止其吮吸手指的行为，以免引起幼儿心理上的紧张，使其产生逆反心理或自卑感。但也不能不闻不问，必要时联系家长配合。

小检测

鑫鑫妈妈是一位新手妈妈，她的孩子——鑫鑫现在已经 4 岁了，但还是会经常吮吸手指。于是她根据其他妈妈的经验来纠正孩子的这种不良习惯。第一，严厉批评孩子，由于孩子害怕成人发火，孩子暂时停止了吮吸手指，但在鑫鑫妈妈看不到的地方，鑫鑫还是会偷偷吮吸手指。第二,一旦发现鑫鑫出现吮吸手指的行为，就强行将孩子的手打下来，但效果依然不佳。第三，在鑫鑫手指涂抹苦味药水。

结合所学知识，你觉得应该如何帮助鑫鑫妈妈解决鑫鑫吮吸手指的难题呢?

4. 恋物习惯倾向的处理

恋物习惯倾向是指幼儿在生活中，尤其在睡眠时特别依恋某个物品而养成的一种经常性的习惯倾向。有恋物习惯倾向的幼儿容易产生交往障碍，很难融入集体生活，不易养成良好的睡眠习惯。针对幼儿的恋物习惯倾向，保育师可采取如下措施进行解决。

（1）通过抚慰和转移注意力的方式，逐渐纠正幼儿的恋物习惯倾向。

（2）组织幼儿多参加集体活动，在活动中鼓励幼儿与同伴建立友好关系。

（3）让幼儿多接触一些物品，鼓励他们去抓、捏、握、摸，通过对物品进行充分的感知，刺激幼儿感觉器官的发展，避免其对某一样物品产生依恋。

（4）睡觉时，不要让幼儿把玩具或其他物品带上床，这样可以转移幼儿对依恋物的兴趣。

（5）要以宽容的心态，循序渐进地帮助幼儿纠正不良的行为习惯。

笔记栏

育婴专栏

培养婴儿独自入睡的习惯：婴儿的身体能量消耗到一定程度，自然要求睡觉；当婴儿需要睡觉时，把婴儿放在小床上，保持安静，过一会儿婴儿就会睡着；如果暂时没有睡着，让婴儿睁着眼睛躺在床上，不要逗他，保持室内安静，过不了多久，婴儿会自然入睡。

在巡视婴儿睡眠的过程中，要检查和调整婴儿的睡姿，使婴儿保持仰卧位睡姿入睡，语言和动作要轻柔；要为踢被子的婴儿盖好被子；要观察婴儿的面色、呼吸，如发现婴儿有高烧、惊厥等现象，应及时采取恰当的方式处理，及时就诊。

四、关注幼儿睡眠中的安全与预防

保育师还需关注影响幼儿睡眠的各种因素，并及时消除这些因素。

（1）寝室内不要使用特别遮光的窗帘，以确保幼儿在寝室内的情况能及时掌握，同时确保幼儿上下床时的安全。

（2）幼儿进入寝室后，要清点幼儿人数，确保幼儿都在视线范围内。

（3）要检查幼儿是否携带有安全隐患的物品上床，如衣扣、小玩具等；加强巡视，防止幼儿异物入口入鼻。

（4）午睡中要对幼儿的体征状态予以关注，如面色、呼吸、是否频繁翻动等。

（5）要特别关注没有睡着的幼儿，避免其躺在床上玩弄被褥，将脱落的棉花、线团塞进耳鼻。

（6）对午睡中起床解便的幼儿要尽量陪同，避免幼儿在混沌的状态下摔伤。

（7）如盥洗室内使用的是燃气热水器，要保持开窗通风。

（8）如使用高低床，尽量不靠近窗户摆放，或是增加护栏确保睡在上铺的幼儿安全。

步骤二　任务实训

教师和同学们可以灵活地组织实训活动，每节课可以选择一个或几个活动，也可以组织综合活动。本书提供的实训活动一般以小组为单位开展，以每小组 6 人为宜。同时建议以小组为单位开展实训评价，每个实训任务结束后，及时在实训评价表中开展评价。

实训一：讨论学习如何培养幼儿睡眠习惯

（1）组内讨论学习如何培养幼儿睡眠习惯，每组提供 1 个方案，设计方案思路如下。

培养睡眠习惯活动设计方案

班级：__________ 组别：_______ 指导教师：_________

活动目标：____

活动指导思想：____

活动对象：____

活动过程：____

（2）组内推选一人，在班级介绍所在小组方案。

（3）开展组间评比，所得名次可作为本项目教师评价和评分的参考。

实训二：睡眠时检查要点介绍

（1）小组间讨论并总结睡眠检查的工作要点。

（2）推举一人介绍本组总结的工作要点，其他组进行评价。

（3）每组成员轮流介绍，开展组间评比。

实训三：角色模拟睡眠中特殊儿的照护

（1）将组内 6 名同学分成 2 组：2 名模拟保育师，4 名模拟睡眠特殊儿。

（2）4 名睡眠特殊儿分别选择 1 ～ 2 种睡眠特殊情况，2 名保育师分别针对每名特殊幼儿进行相应照护工作。

（3）组内轮换角色，再次进行睡眠特殊儿的照护练习，组内共同讨论照护中出现的问题。

（4）每组分别发言，教师总结。

实训四：睡眠时的安全隐患与预防

（1）分组讨论睡眠中存在的安全隐患、对幼儿可能造成的伤害和预防办法，汇总成表格，如表 4-4 所示。

表 4-4　睡眠安全隐患与预防

幼儿睡眠时的安全隐患	对幼儿健康可能造成的伤害	应对方法与预防措施

（2）每组完成表格后，汇总给教师。

（3）教师挑选典型问题，细化应对方法和预防措施，再进行讲解。

步骤三　实训评价

实训评价表如表 4-5 所示。

表 4-5　实训评价

实训	评价要点	评价标准	自我评价	组内评价
组内讨论及学习如何培养幼儿良好的睡眠习惯	掌握培养幼儿良好睡眠习惯的方法	培养幼儿独立入睡习惯的方法		
		培养幼儿形成正确的睡眠姿势		
		照顾入睡困难、情绪或身体有异常的幼儿入睡		
睡眠时检查的要点介绍	掌握幼儿睡眠时检查的要点	根据室内温度及时增减幼儿被褥		
		说出巡视幼儿午睡时的观察重点		

续表

实训	评价要点	评价标准	自我评价	组内评价
模拟对特殊幼儿睡眠的照护	掌握对特殊幼儿睡眠的照护要点	处理幼儿睡眠中遗尿		
		处理幼儿睡眠中鼻出血		
		处理幼儿睡眠中咳嗽		
		处理幼儿睡眠中异物入体		
		处理幼儿睡眠中打鼾		
		处理幼儿睡眠中磨牙		
		处理幼儿其他睡眠异常		
睡眠时的安全隐患与预防	知道幼儿睡眠中的安全隐患和预防办法	能及时消除睡眠中存在的安全隐患		
实训总评价：优秀□　良好□　合格□　不合格□ 其他评价建议： 教师：				

注：评价标准是基于一般情况而定的，若实际情况不同，也可以稍做调整。"自我评价"和"组内评价"可参照评价标准，概括地评定为"优秀""良好""合格"或"不合格"，同时写出评价的理由。"组内评价"一般由组长主持、组内讨论得出，并由组内记录人统一填写。"其他评价建议"由教师根据课堂观察和实训表现，并结合小组实训结果给出。

步骤四　总结提高

记录知识学习和实训操作中遇到的困惑或难题，尝试寻找解决方法，并将自己的学习感悟和收获填入表 4-6。

表 4-6　学习收获

学习中的困惑	解决的方法	学习收获（技巧、方法等）

笔记栏

任务三 幼儿睡眠后的照护

任务导入

在让幼儿起床时，可播放轻音乐让还没睡醒的幼儿从睡梦中醒来。保育师依次对睡醒的幼儿进行午检，发现并排除健康和安全隐患。还可以让幼儿尝试自己整理被子，让小班的幼儿和保育师一起整理，让中班、大班的幼儿在保育师的指导下自己整理，培养幼儿的自理能力。

任务目标

通过为仿真娃娃穿脱衣服和鞋袜，以及在学习知识或观看视频后的操作练习等活动，掌握幼儿睡眠后照护工作的相关知识与技能。

任务准备

以下物品为每组一套（以 6 人一组为例），每组需准备的材料有：

（1）音像设备：摄像机（可以用手机代替）、视频播放设备（所有组共用 1 套）。

（2）清洁消毒用品：扫床刷 2 把。

（3）睡眠照护用品：幼儿床及床品 2 套，仿真娃娃 2 个（可穿脱鞋袜、衣服）。

任务实施

步骤一 知识准备

一、指导幼儿起床

1. 睡眠唤醒

在起床环节，用一段舒缓的音乐唤醒幼儿是一件很美好的事情。在幼儿起床前 5 分钟，保育师可以播放一段舒缓轻松的音乐，如《清晨》《爱上幼儿园》《幽默曲》等，给幼儿一个从睡眠到清醒的缓冲时间。切忌大声喊叫，这会让处于睡眠状态的幼儿的听觉系统被惊醒，造成生理上的障碍。如果幼儿醒来后精神状态不太好，可轻轻地拥抱

笔记栏

幼儿或者和幼儿说话，让幼儿逐步活跃起来。

2. 午检

午检和睡前检查流程基本一致，在幼儿起床后，保育师要检查一下床铺，看幼儿有无出汗过多或者尿床的现象。如果幼儿睡觉时出汗过多，保育师要及时给幼儿补充水分。如果发现幼儿有尿床现象，保育师应指导幼儿换干净衣服，并将幼儿的床铺展开晾晒。

3. 指导幼儿自己穿脱衣服

幼儿穿脱衣服指导

幼儿学会穿脱衣服对于提升其生活自理能力以及劳动能力都有很大的帮助。在托幼机构对不同年龄段的幼儿会有不同的要求。例如，《托育机构保育指导大纲（试行）》指出，要协助和引导 1 ～ 2 岁的幼儿穿脱衣服，要鼓励 2 ～ 3 岁的幼儿自己穿脱衣服。再如，《3 ～ 6 岁儿童学习与发展指南》中提到 3 ～ 6 岁幼儿具有的基本生活自理能力：3 ～ 4 岁幼儿能在成人帮助下穿脱衣服或鞋袜，4 ～ 5 岁幼儿能自己穿脱衣服、鞋袜，扣纽扣，5 ～ 6 岁幼儿在此基础上会自己系鞋带。在考虑幼儿年龄的同时，也应考虑幼儿个体能力的差异，对能力较弱的幼儿多进行指导与帮助。

穿脱衣服对于幼儿来说，难度是比较大的。托幼机构可以开展相关的集体教育活动，让幼儿知道如何正确穿脱衣服，也可以提供仿真娃娃道具，让幼儿练习给娃娃穿衣服。穿衣服的顺序与脱衣服相反，是从上往下的，即“衬衣—外衣—衬裤—袜子—外裤—鞋子”。

在寒冷的冬季，幼儿穿衣服时应尽量减少胸部暴露在外面的时间，以免受凉。幼儿穿衣服时应先将毛衣或棉衣穿上，再穿袜子、裤子等；脱衣服时应最后脱毛衣或棉衣。

（1）穿套头衫的方法：先将头套进衣服，缩手钻进一只袖管，再缩手钻进另外一只袖管。

（2）穿开衫的方法：先分辨衣服的里外和前后（可以采用做记号的方法），将衣服正面朝上放在桌子上，领口对着自己。抓住领口向后甩，衣服披在身上后，用手攥住内衣袖子，再将手伸入外衣袖内。一只手伸进袖口，另外一只手再伸进袖口，将扣子扣上或者拉上拉链。最后认真检查扣子是否一对一地扣好了，领子是否翻平整了。

笔记栏

（3）穿裤子的方法：先辨别裤子的前后，双手拉住裤腰两侧，先伸一条腿，再进另一条腿。站立后提裤子，将内衣塞进裤子里，并扣上扣子或拉上拉链。为了方便幼儿分辨裤子前后，家长可以在幼儿的裤子前面绣花、绣名字、缝兜或在膝盖处绣上明显的记号等。

（4）穿袜子的方法：坐在椅子上，先辨别袜子的不同部位，将袜跟朝下，双手拉住袜口，将脚伸进袜口，脚跟伸到袜跟处，将袜口拉至脚踝。

小妙招

穿衣

小手小手伸开，袖子袖子套进来；
小腿小腿伸开，裤子裤子套进来；
鞋子左右要分好，一只穿左脚，一只穿右脚。

穿套头衫

衣服前面贴肚皮，抓住大口头上套。
脑袋钻出大山洞，胳膊钻出小山洞。

穿裤子

宝宝自己穿裤子，好像火车钻山洞。
呜呜呜，呜呜呜，两列火车出山洞。

（5）穿鞋的方法：先分辨鞋的左右脚，并将它们放正，然后两脚分别穿上鞋，用手提鞋跟，最后系鞋带等。

二、整理床铺与寝室

1. 床铺整理

在幼儿起床后，保育师需要做好床铺的整理工作。床铺整理主要包括晾被子、叠被子、整理床单和枕巾等。其具体的工作内容说明如下。

整理床铺规范操作

（1）晾被子。叠被子前，保育师需将被子翻转过来晾10分钟左右，然后再将其叠起来，防止因被子里的湿气无法散出而滋生细菌。

（2）叠被子。保育师站在床的一侧，将被子靠近自己的一边向中

笔记栏

间折，再折另一边，要注意宽窄适度，折好的被子的宽度应与床栏杆或画出的记号相一致（图 4-5）。将折好的长条形被子的两端分别向中间对折，再对折，叠成豆腐块的形状。

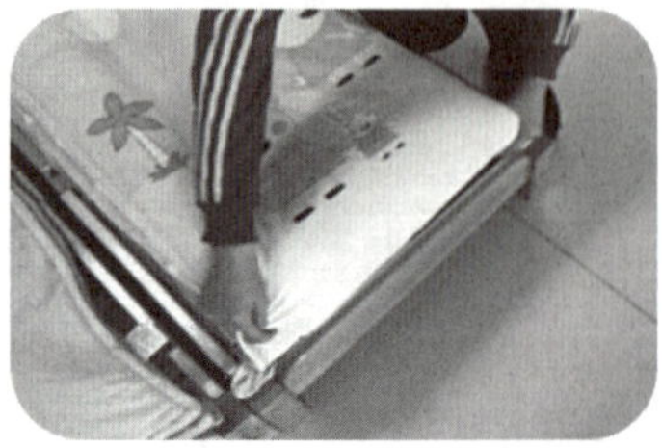

图 4-5 整理床铺

（3）整理床单和枕巾。将床单和枕巾铺平，用刷子将床单扫干净。注意不要将枕头放在被子下面，因为幼儿在睡觉时爱出汗，枕头易变得潮湿。

2. 寝室整理

整理好幼儿的床铺后，保育师需要做好寝室的整理工作。幼儿起床后，将寝室窗帘系好。开窗通风，保持寝室空气流通。清理好地面垃圾，保持幼儿寝室干净整洁（图 4-6）。幼儿换洗的衣物，要送至洗衣房。在幼儿离开寝室后，保育师需要对寝室进行消毒。

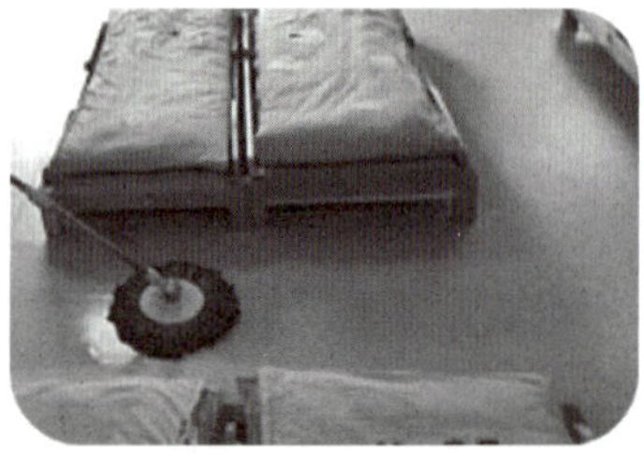

图 4-6 清洁寝室

3. 托幼机构衣物、寝具的管理

保育师应熟知每个幼儿的物品，做到心里有数。午睡时可帮助幼儿将脱下来的衣服放到固定的地方，并叠放整齐。对于需要经常换洗的衣服、床单、枕巾、枕套，保育师可以将其一套一套叠起来，分类放到固定的地方。需要换洗的或请家长换洗的衣物、被褥，做到心里有数。物品少了要及时寻找。为每个幼儿制作个人储物袋，把幼儿从家里带来托幼机构的东西放在储物袋里，以免丢失。

保育师还应关注幼儿的衣物是否有破损或坏衣扣脱落现象，及时修补或请家长帮忙解决。

步骤二 任务实训

教师和同学可以灵活地组织实训活动，每节课可以选择一个或几个活动，也可以组织综合活动。本书提供的实训活动一般以小组为单位开展，以每小组 6 人为宜。同时建议以小组为单位开展实训评价，每个实训任务结束后，及时在实训评价表中进行评价。

实训一：使用仿真娃娃练习为幼儿穿脱衣服

（1）2 名学生同时开展练习，其他学生观察这两名学生的做法。

（2）在第一次操作结束后，请其他学生指出操作中的不足之处。

（3）这两名同学再次进行练习，改进和巩固技能。

（4）组内其他同学两两一组，学习为幼儿穿脱衣服的技能要点。

实训二：组内学习床铺整理技能

（1）学习知识或观看视频操作，学习操作技能要点。

（2）2 名学生同时开展练习，其他学生进行观察。

（3）在第一次操作结束后，请其他学生指出操作中的不足之处。

（4）这两名同学再次进行练习，改进和巩固技能。

（5）组内其他同学两两一组，进行床铺整理技能的学习。

步骤三　实训评价

实训评价表如表 4-7 所示。

表 4-7　实训评价

实训	评价要点	评价标准	自我评价	组内评价
使用仿真娃娃练习为幼儿穿脱衣服	会指导幼儿自己穿脱衣服或帮助其穿脱衣服	能够熟练帮助仿真娃娃穿脱衣服		
		能够一边操作一边说出指导或帮助幼儿穿脱衣服的技巧		
组内学习床铺整理技能	掌握床铺整理的技能	能够在规定时间内按要求进行床铺整理		
		能够通过多次练习提高技能水平		
实训总评价：优秀□　良好□　合格□　不合格□ 其他评价建议： 教师：				

注：评价标准是基于一般情况而定的，若实际情况不同，也可以稍做调整。“自我评价”和“组内评价”可参照评价标准，概括地评定为“优秀”“良好”“合格”或“不合格”，同时写出评价的理由。“组内评价”一般由组长主持、组内讨论得出，并由组内记录人统一填写。“其他评价建议”由教师根据课堂观察和实训表现，并结合小组实训结果给出。

步骤四　总结提高

记录知识学习和实训操作中遇到的困惑或难题，尝试寻找解决方法，并将自己的学习感悟和收获填入表 4-8。

表 4-8　学习收获

学习中的困惑	解决的方法	学习收获（技巧、方法等）

【知识测试】

一、理论知识试题（共两大题，15 分）

（一）单项选择题（每题 1 分，共 10 分）

1.（　　）的幼儿可以提前进入寝室，提前睡觉。

A. 体弱　　B. 精力旺盛　　C. 不喜欢睡　　D. 体质好

2. 幼儿出现（　　）时保育师需要纠正幼儿的睡姿。

A. 左侧卧　　B. 右侧卧　　C. 蒙头睡　　D. 仰卧

3. 为了防止幼儿遗尿，（　　）保育师应提醒幼儿排尿。

A. 来园时　　B. 游戏后　　C. 进餐后　　D. 上床前

4. 为了让有遗尿习惯的幼儿有意识地排尿，保育师应该（　　）。

A. 在幼儿熟睡时发出其熟悉的排尿信号

B. 不叫醒就让幼儿坐盆

C. 唤醒幼儿排尿

D. 将幼儿从床上拉起

5. 保育师可以采用（　　）的方法判断幼儿尿床的时间。

A. 循序渐进　　B. 渐进推测　　C. 笼统推测　　D. 倒推

6. 被子应折成（　　）。

A. 长条形　　B. 薄片　　C. 桶状　　D. 豆腐块

7. 让全体幼儿起床后，保育师对遗尿幼儿的处理应该是（　　）。

A. 让幼儿自己清洗尿湿的衣物

B. 批评教育

C. 清洗晾晒尿湿的衣物和被褥

D. 把尿湿的被褥卷起来，让家长带走

8. 折好的被子宽应（　　）。

A. 与床同宽　　B. 不定标准

C. 以床栏杆为标准　　D. 与肩同宽

9. 保育师指导幼儿分辨衣服前后的方法是（　　）。

A. 帮助幼儿分辨　　B. 做记号

C. 记忆衣服的结构　　D. 穿上再看

10. 幼儿园的衣物管理工作包括（　　）。

A. 清洗衣物　　B. 折叠整齐　　C. 清点数量　　D. 购买衣服

（二）判断题（每题 1 分，共 5 分）

1. 保育师必须在幼儿睡眠前组织幼儿游戏。（　　）

2. 保育师应该反复唤醒有遗尿症的、睡眠中的幼儿。（　　）

3. 保育师给尿床幼儿更换衣物和被褥的动作应迅速、熟练。（　　）

4. 发现幼儿尿床后，托幼机构应与家长联系，共同矫治幼儿尿床。（　　）

5. 幼儿穿裤子后应让幼儿把内衣塞进裤腰。（　　）

二、实操技能演练（共 2 题，15 分）

1. 请阅读以下材料，并帮助小明解决遗尿的问题。(8 分)

小明今年 6 岁了，每隔两个星期就会尿床一次，家人想了很多办法，带小明看完医生后还给小明吃了不少西药、中药，以及其他一些偏方，却不见小明遗尿症状缓解。在幼儿园时，每当被他尿湿的床单晾出来，那图案就成了一个笑柄，也让小明有了严重的精神负担。

据了解，小明在幼儿园时极少主动排尿。幼儿园老师安排小朋友们的排尿时间是在课间和午睡以后，不可以在上课期间或午睡期间小便。然而，在老师规定的排尿的时间里小明偏偏没有尿意，同时他也不习惯和小朋友们排队撒尿。有一天午睡前小明没有提前小便，上床后他才觉得想上厕所。这时保育师老师正熟睡着，他不敢喊老师，只好憋着尿。等到起床的时候，小明的床上已被浸湿了一大片，还影响到了别的小朋友。据小明妈妈反映，小明从小就遗尿，每天晚上都会尿床。小明 4 岁上幼儿园以后，尿床次数减少到每周 1 ～ 2 次，但倘若过度疲劳、紧张、兴奋，或受了惊吓时，则比较容易发生遗尿。小明每次尿完，常常继续熟睡。小明幼时生长发育正常，3 岁左右白天能自控排便。家族中也没有类似的患者，其他方面均正常。

请帮助小明解决遗尿问题。

2. 根据情景回答问题。（7 分）

12：00，保育师在寝室门口组织幼儿排队说：“请上完厕所的小朋友到这边安静地排好队。”保育师逐一摸幼儿的额头、颌下和腮部，检查幼儿有无身体不适，同时带领幼儿安静进入寝室。

幼儿进入寝室后，保育师请小朋友们安静躺下，并盖好被子，等幼儿基本入睡后保育师就拿起一本书，坐在一位幼儿的床边看。

幼儿纷纷出现了几种睡姿，有时缩成一团，有的蒙头睡，有的幼儿还从衣兜里掏出小铃铛、钥匙扣来玩，发出了响声，惊动了保育师。保育师立即来到幼儿身边，没收了幼儿的小玩具，并批评幼儿：“让你睡觉不好好睡，一会不给你吃午点。”之后保育师回到座位上继续看书。

14：00，幼儿起床时间到了。保育师对幼儿说：“小朋友起床啦，请先穿好衣服，离开寝室。”保育师催促剩下的幼儿离开寝室后，自己也跟着离开了寝室，这时寝室内多个床铺没有整理。

请找出保育师在幼儿睡眠保育工作中出现的工作失误，并指出正确做法。

【项目考评】

项目综合考评单如表 4-9 所示。

表 4-9 项目综合考评单

任务	考核点	建议评分标准	教师评分
幼儿睡眠前的准备	实训活动总评价（满分 15 分）	根据实训评价表评分。建议：优秀（13 ～ 15 分）；良好（9 ～ 12 分）；合格（6 ～ 8 分）；不合格（0 ～ 5 分）	
	学习收获（满分 5 分）	善于思考和总结，对任务有很好的掌握和收获（3 ～ 5 分）；对任务有一定的掌握和收获（0 ～ 2 分）	
幼儿睡眠时的照护	实训活动总评价（满分 25 分）	根据实训评价表评分。建议：优秀（21 ～ 25 分）；良好（16 ～ 20 分）；合格（10 ～ 15 分）；不合格（0 ～ 9 分）	
	学习收获（满分 5 分）	善于思考和总结，对任务有很好的掌握和收获（3 ～ 5 分）；对任务有一定的掌握和收获（0 ～ 2 分）	
幼儿睡眠后的照护	实训活动总评价（满分 15 分）	根据实训评价表评分。建议：优秀（13 ～ 15 分）；良好（9 ～ 12 分）；合格（6 ～ 8 分）；不合格（0 ～ 5 分）	
	学习收获（满分 5 分）	善于思考和总结，对任务有很好的掌握和收获（3 ～ 5 分）；对任务有一定的掌握和收获（0 ～ 2 分）	
知识测试（满分 30 分）			
总评分（满分 100 分）			

注：在项目结束提交本表格给教师评分时，将项目中每个任务的“实训评价表”“学习收获表”和“知识测试”一同拍照提交。

【个性考评】

教师可以针对学生情况，与学生们一起设置班级的个性考评单。个性考评单可以直接写在下方，也可制作成电子版打印后粘贴在此处。

项目五 幼儿如厕照护

学习目标

1. 知识目标

· 了解幼儿如厕的基础知识。

· 掌握幼儿如厕照护工作的基本职责。

· 了解幼儿大小便异常特征及应对措施。

2. 技能目标

· 按照规范要求创设清洁、干燥、安全、通风的幼儿如厕环境。

· 模拟完成厕所环境及设施清洁消毒的规范操作。

· 发现并排除幼儿如厕时的危险因素。

· 培养幼儿养成独立如厕的能力。

· 指导中班、大班幼儿独立完成如厕活动。

3. 素养目标

· 积极参与幼儿如厕照护的学习活动，提高幼儿如厕照护相关操作的效率。对幼儿如厕照护操作进行总结与反思，养成钻研的习惯，提高职业素养。

· 认识到幼儿如厕照护对幼儿身心发展的重要意义，重视幼儿如厕照护，培养职业精神。

· 能主动获取并学习有关如厕照护的知识，乐于展示学习成果，从心理上认同幼儿如厕照护的价值。

学习建议

· 幼儿如厕前照护：建议 4 学时。

· 幼儿如厕时照护：建议 4 学时。

思维导图

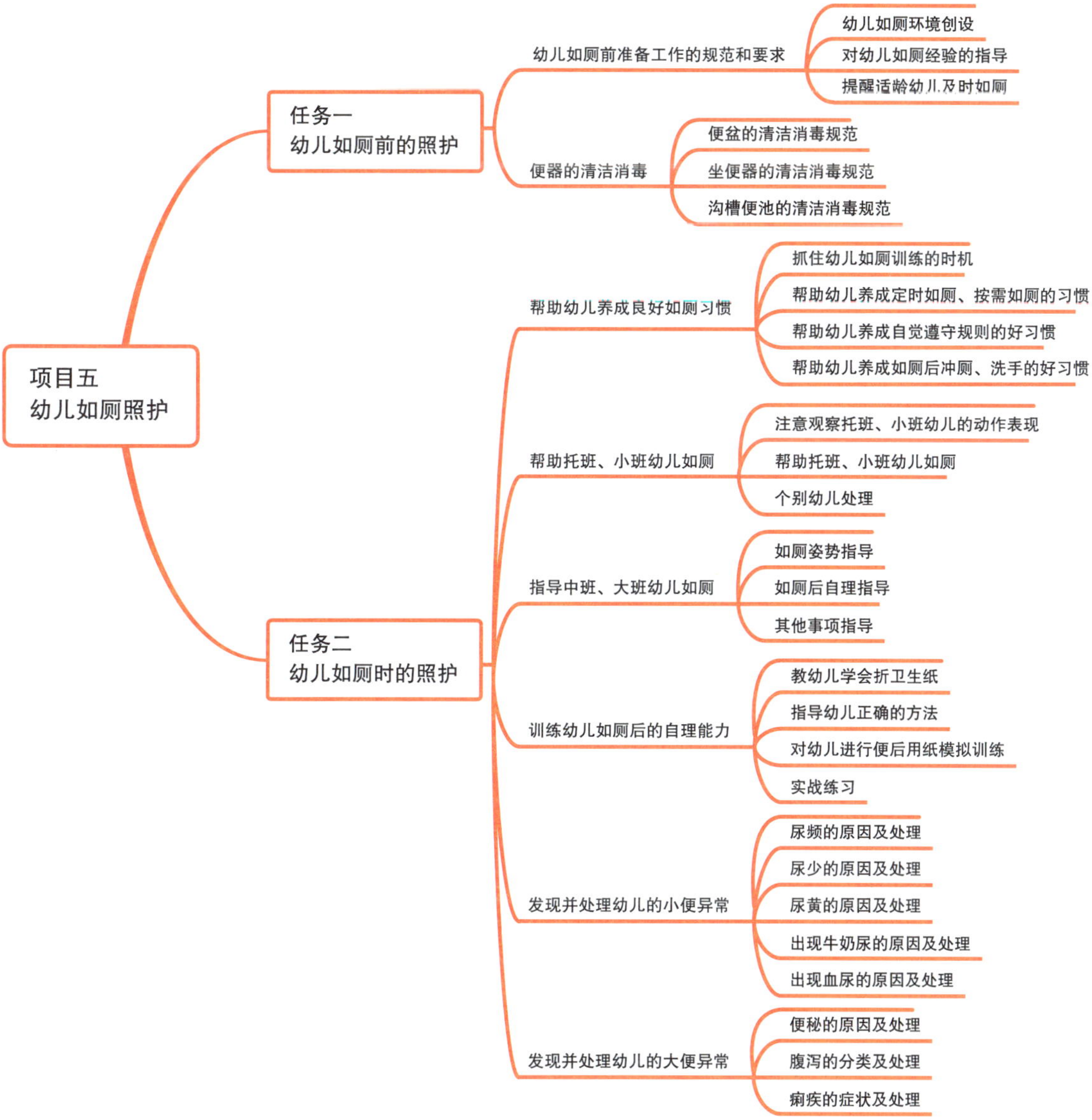

项目探索

请同学们以小组为单位，完成以下内容。

（1）模拟创设幼儿如厕环境，并将创设要点写下来与大家分享。

（2）查阅资料，说明保育师在幼儿如厕环节的照护工作内容。

（3）作为一名未来的保育师，了解如何帮助幼儿学会独立如厕，并将想法记录下来。

笔记栏

任务一　幼儿如厕前的照护

任务导入

如厕是幼儿在托幼机构一日活动中的重要生活环节。它能反映幼儿基本的生活自理能力和卫生习惯。托幼机构要为幼儿提供一个舒适、干净的如厕环境。个别保育师在幼儿尿裤子时会表现出厌恶、排斥等情绪，甚至有责骂等行为，这会加重幼儿如厕时的心理压力，严重者影响幼儿的身心健康发展。

保育师应该遵循幼儿正常的生理需要，帮助幼儿掌握独立的基本如厕技能，养成健康的如厕习惯，促进其身心和谐发展。

任务目标

通过讨论与总结幼儿如厕前的准备要点，以及学习知识或观看视频的操作等活动，掌握幼儿如厕前照护的相关知识与技能。

任务准备

以下物品为每组一套（以 6 人一组为例），每组需准备的材料有：

（1）音像设备：摄像机（可以用手机代替）、视频播放设备（所有组共用 1 套）。

（2）清洁消毒用品：手套 1 双、口罩每人 1 个，塑料盆或水桶 2 个（一个盛装消毒液，一个装清水），清水抹布 2 块，消毒抹布 2 块，便器刷子 2 把。

（3）如厕用品：幼儿便器 2 个。

任务实施

步骤一　知识准备

一、幼儿如厕前准备工作的规范和要求

1. 幼儿如厕环境创设

保育师要以接纳、平和的态度对待幼儿的如厕行为，为幼儿营造宽松、安全、和谐的如厕氛围，及时满足幼儿的如厕需要，为幼儿做

好以下一些如厕的准备。

（1）厕所的清洁和通风。要使厕所内保持清洁、干燥、无臭味，便池干净、无污垢。

（2）幼儿如厕用品的准备与摆放。①用品准备齐全，准备好洗手液、消毒毛巾（一人一巾）；②水池台面两边各放一瓶洗手液；③将幼儿如厕使用的手纸按实际需要的尺寸裁好，放在便纸盒内。便纸盒的摆放位置和高低要方便蹲在便池上或坐在便器上的幼儿随时取用。盛放便纸的容器或者纸巾架要安装牢固，且便于清洗。

（3）便盆放置方式。便盆以白色为宜，口径大小合适，应放在固定的地方，便盆之间保持一定的距离。男女幼儿应使用分厕，便盆分开放置。

（4）安全防范工作。对于托大班幼儿，蹲便器周围要有扶手。对于小班幼儿，要根据幼儿实际需要及厕所设施条件，在厕所地面、墙面、栏杆、便池等位置张贴图片或标记，如蹲式便池上的小脚印、提裤子的方法步骤等，引导幼儿正确、有序如厕。对于中班和大班幼儿，可将讨论制定的幼儿班级如厕常规、如厕文明公约等规则，以多种形式记录并张贴在厕所区域内，提示幼儿自觉遵守。

2. 对幼儿如厕经验的指导

1～1.5 岁幼儿逐渐有小便的意识，大多数幼儿还不适应进行如厕训练。

1.5～2 岁时，幼儿能够听懂成人的口语提示，如对“尿尿”声等做出反应，可以训练幼儿控制大小便，但很多幼儿要到 2 岁才乐于接受如厕训练。此时要鼓励幼儿及时表达大小便需求，让其形成一定的排便规律，逐渐学会自己坐便盆。

2～3 岁的幼儿基本具备控制大小便的生理基础，幼儿如厕时要给予及时提醒和帮助，以培养幼儿主动如厕的良好习惯。

3 岁以上的幼儿基本具备如厕自理的条件，在指导时要让幼儿懂得如厕是一件很正常的事情，不紧张、不拒绝，鼓励幼儿在自己有便意的时候及时表达，培养幼儿主动如厕。要带领幼儿认识男女厕所的不同，逐步培养幼儿区分自己的性别。带领幼儿熟悉园内的公厕位置、使用方法，培养幼儿不随地大小便的习惯。教会幼儿如厕动作。

笔记栏

3. 提醒适龄幼儿及时如厕

保育师要根据幼儿的年龄、大小便间隔时间以及当天幼儿的情绪、饮食及气候等多种因素提醒幼儿如厕，对憋便、尿床、尿频的幼儿耐心引导，及时帮助；对易尿裤子的幼儿要重点照顾提醒，不要训斥他们；在睡眠前后、户外活动前等时间都要提醒幼儿如厕；秋冬季节，对因为衣着增加而穿脱有困难的幼儿，要仔细观察并及时帮助其如厕。

育婴专栏

婴儿用尿布和纸尿裤的选择要点如下：在白天，婴儿宜使用传统的尿布片，少用或不用一次性纸尿裤。到了晚上为使婴儿睡觉安稳，或者外出时，可以考虑选用纸尿裤。因为传统尿布相比于纸尿裤，更有利于健康，且经济、节省。在选用尿布时，宜选用纯棉质地、柔软舒适、便于洗晒的，旧棉布、床单、衣服都是很好的备选材料。尿布也可用新棉布制作，但要充分揉搓后再用。尿布的颜色以白、浅、黄、浅粉为宜，便于看清婴儿大小便时的颜色和性状，切忌用深色。尤其是蓝、青、紫色的，以防染料引起过敏，刺激婴儿皮肤。

二、便器的清洁消毒

1. 便盆的清洁消毒规范

（1）幼儿每次大便后，保育师都要清洗便盆。大便后，还需对便盆进行消毒。便盆每日用 500 毫克 / 升的含氯消毒液消毒两次，消毒时消毒液水面应高于物面。

（2）对便盆进行消毒时应按一定顺序，即用专用工具从外到里、从上到下、从干净区域到污染区域进行消毒。

2. 坐便器的清洁消毒规范

操作步骤：①用坐便器刷刷净坐便器里侧并进行冲洗；②用经消毒的干净抹布从上到下擦拭，即按照“水箱—坐便器盖外侧—坐便器盖里侧—坐圈上面—坐圈下面—坐便器底座”的顺序进行擦拭。每擦一个地方搓洗一次抹布。坐便器消毒用同样的方法。需要注意的是，应

笔记栏

先用消毒液擦拭，20 分钟后再用清水毛巾擦拭干净，消除消毒液残留。

3. 沟槽便池的清洁消毒规范

配置 1000 毫克 / 升的含氯消毒液，倒入便槽内，按照先便池内槽侧壁后便池内槽底部的顺序刷洗，然后按下便池冲洗按钮，冲洗沟槽。对小便池进行消毒时，使用 500 毫克 / 升的含氯消毒液消毒，用专用抹布进行擦拭，消毒液留置 30 分钟后，用干净抹布擦拭，去除残留消毒液。

便池的清洁与消毒

步骤二　任务实训

教师和同学们可以灵活地组织实训活动，每节课可以选择一个或几个活动，也可以组织综合活动。本书提供的实训活动一般以小组为单位开展，以每小组 6 人为宜。同时建议以小组为单位开展实训评价，每个实训任务结束后，及时在实训评价表中开展评价。

实训一：讨论并总结幼儿如厕前准备要点

（1）小组间综合讨论并总结幼儿如厕前准备工作要点，进行记录。

（2）推举一人介绍本组总结的工作要点，其他组进行评价。

（3）每组成员轮流介绍，开展组间评比。

实训二：学习便器清洁消毒技能

（1）学习知识或观看视频操作，学习操作技能要点。

（2）两名学生同时开展练习，其他学生进行观察。

（3）在第一次操作结束后，让其他学生指出操作中的不足之处。

（4）这两名同学再次进行练习，改进并巩固技能。

（5）组内同学两两一组，进行便器清洁消毒技能的学习。

步骤三　实训评价

实训评价表如表 5-1 所示。

表 5-1　实训评价

实训	评价要点	评价标准	自我评价	组内评价
讨论并总结如厕前准备要点	掌握如厕前准备要点	能说出幼儿如厕前物质准备的要点		
		保持厕所地面干燥、空气清新		
		保持便池洁净、无异味		
		提供数量充足、大小适宜的手纸		
		在厕所地面、墙面、栏杆扶手、便池等位置张贴图片或标记		
学习便器清洁消毒技能	掌握便器清洁消毒技能	能够按操作要求完成便器的清洁消毒工作		
		能够在多次练习的基础上提高操作效率		
实训总评价：优秀□　良好□　合格□　不合格□ 其他评价建议： 教师：				

注：评价标准是基于一般情况而定的，若实际情况不同，也可以稍做调整。“自我评价”和“组内评价”可参照评价标准，概括地评定为“优秀”“良好”“合格”或“不合格”，同时写出评价的理由。“组内评价”一般由组长主持、组内讨论得出，并由组内记录人统一填写。“其他评价建议”由教师根据课堂观察和实训表现，并结合小组实训结果给出。

步骤四　总结提高

记录知识学习和实训操作中遇到的困惑或难题，尝试寻找解决方法，并将自己的学习感悟和收获填入表 5-2。

表 5-2　学习收获

学习中的困惑	解决的方法	学习收获（技巧、方法等）

笔记栏

任务二 幼儿如厕时的照护

任务导入

如厕对于幼儿来说是一件具有挑战性的事。有的幼儿甚至不愿意在幼儿园大小便。有的幼儿不能独立穿脱裤子，也不会便后自理，尤其对于年龄较小的幼儿，尿裤子也是常见的情况。因此，需要保育师在幼儿如厕时要特别耐心、细心，不怕脏，不厌烦，认真做好幼儿如厕时的照护工作，以培养幼儿的独立排便能力，使其养成良好排便习惯。

任务目标

设计培养幼儿如厕习惯的方案，模拟完成幼儿如厕时的指导等活动，掌握幼儿如厕时照护的相关知识与技能。

任务准备

以下物品为每组一套（以 6 人一组为例），每组需准备的材料有：

（1）音像设备：摄像机（可以用手机代替）、视频播放设备（所有组共用 1 套。）

（2）如厕用品：幼儿便器 2 个、幼儿卫生纸若干。

任务实施

步骤一 知识准备

一、帮助幼儿养成良好如厕习惯

如厕是幼儿在托幼机构一日活动中必不可少的部分。在这个生活环节中，幼儿也会出现一些不良习惯，需要保育师去及时关注。保育师应帮助幼儿从小养成良好的生活和卫生习惯，在实践过程中培养幼儿基本的、简单的自理能力，促进幼儿健康成长。

1. 抓住幼儿如厕训练的时机

如厕训练开始的时间很重要，过早或过晚效果都会受到影响。如果幼儿有以下这些表现，说明可以开始进行如厕训练了：①幼儿有了

笔记栏

独立意识，说话总喜欢用“我”来开始；②幼儿已经有了比较稳定的如厕习惯，在想要释放前会有些害羞；③幼儿可以保持纸尿裤长时间的干爽，这说明他的膀胱控制能力正在提高；④幼儿知道大小便的不同，形成了大小便去厕所的概念；⑤在纸尿裤湿了的时候，幼儿会很不自在，想要把它拿出来；⑥幼儿可以自己穿脱裤子；⑦幼儿能听懂成人的话，了解一些简单如厕用语，如知道“粑粑”“尿”等的意思；⑧幼儿开始注重自己形象了，衣服脏了就不愿意穿了；⑨幼儿有时会模仿成人的如厕动作，还会好奇地询问“为什么”；⑩幼儿会主动告诉成人自己想不想上厕所，很乐意按照成人的命令行动。

2. 帮助幼儿养成定时如厕、按需如厕的好习惯

保育师可通过讲故事、念儿歌等形式培养幼儿定时如厕、按需如厕的习惯。幼儿很喜欢听故事、念儿歌，保育师在教育幼儿养成良好的如厕习惯的过程中，可以用故事和儿歌告诉幼儿，有便意要主动去厕所，不能憋尿，每天要固定时间去排便。保育师也可以用儿歌鼓励幼儿及时小便，例如“小花猫，喵喵叫，有尿贪玩不去尿。小花猫，你别叫，贪玩憋尿可不好。小花猫，眯眯笑，赶快跑到厕所尿”。

小检测

请同学们阅读下面的示范内容，根据所学知识，完成下面的任务。

【示范】以下是一则幼儿如厕儿歌示范，供参考。

妈妈夸我本领大

妈妈夸我本领大，拉完臭便自己擦。
脏纸放进纸篓里，两手用力把裤提。
便后记住要冲水，最后把手洗干净。

【模仿】请同学们根据上述示范内容，编写一则幼儿如厕儿歌，赶快动动你的脑筋吧！

3. 帮助幼儿养成自觉遵守规则的好习惯

幼儿如厕时，保育师应帮助其养成自觉遵守规则的好习惯，如讲秩序、不拥挤、不大声喧哗吵闹、不追跑嬉戏、不妨碍他人如厕。洗手时动作迅速、认真，不玩水、不玩皂液、不浸湿衣服、不把水甩在别人身上和地上，节约用水、用纸等。

笔记栏

4. 帮助幼儿养成如厕后冲厕、洗手的好习惯

幼儿如厕后，保育师要及时将便池冲洗干净，然后用洗手液清洗幼儿双手，来逐渐培养幼儿如厕后冲厕、洗手的好习惯。在这个过程中，保育师应充分发挥自己的榜样作用，同时可向幼儿传输一些便后不冲厕所会发臭，便后不洗手会有细菌产生甚至会生病的知识，让幼儿了解便后冲厕、洗手的重要性，自觉做到便后冲厕、洗手。

在帮助幼儿养成良好如厕习惯的过程中，保育师应充分认识到幼儿如厕习惯的养成不可能一蹴而就，应耐心、细致、循序渐进。同时，保育师还应与幼儿家长共同配合做好幼儿家园共育。保育师应让家长认识到家庭是孩子的第一所学校，家长是幼儿的第一任老师，家庭教育同样不可忽视。

在培养幼儿良好如厕习惯方面，保育师可提请家长配合，使其在家中也有意识地培养幼儿良好的如厕习惯，实现家园同步共育。保育师可提请家长把幼儿在家中的表现予以记录，并进行反馈，以方便双方根据幼儿的具体情况，分析原因、商量对策，更好地帮助幼儿养成良好的如厕习惯。

二、帮助托班、小班幼儿如厕

保育师要注意培养 2 岁以上的幼儿自主如厕的能力，除了安排集体如厕，其他时间应让幼儿自主如厕。托班、小班幼儿年龄较小，语言表达能力较弱，自理能力和自我控制能力较差，需要在保育师的帮助下如厕。

1. 注意观察托班、小班幼儿的动作表现

保育师除了教导幼儿定时如厕外，还应随时注意观察托班、小班幼儿的表现，发现其有以下的动作表现时，应及时带其如厕。

（1）小便前伴有打寒战、眼神发直、使劲、下蹲、脸色发红等表现。

（2）大便前排出有臭味的气体，脸色发红、眼睛发直，伴有使劲的动作和声音。发现幼儿有以上表现时，保育师应及时帮助幼儿如厕，并引导幼儿用语言表达便意。

2. 帮助托班、小班幼儿如厕

保育师应帮助托班、小班幼儿如厕，具体来说，保育师应做好以

笔记栏

下工作。

（1）帮助幼儿脱裤子。

（2）有的幼儿如厕时不习惯蹲厕，保育师可根据情况在一旁搀扶或提供便盆让幼儿坐在便盆上如厕。

（3）帮助幼儿掌握正确的如厕姿势，鼓励幼儿蹲稳，不摔倒、不害怕。

（4）督促幼儿专心如厕，并控制好其如厕时间。幼儿如厕时间长，容易导致肛门脱垂；相反，如果如厕时间短，有可能排便不干净。一般来说，幼儿如厕时间以控制在 5 分钟左右为宜。

（5）要帮助并教导幼儿如厕后用纸、整理衣裤。

（6）协助和引导幼儿如厕后洗手，养成爱卫生的好习惯。

3. 个别幼儿处理

对一些特殊的幼儿，保育师应特殊对待，具体如下：①对情绪紧张的幼儿，保育师可多去跟他说说话，经常抱抱他，从而消除他的紧张情绪；②对于经常尿裤子或拉裤子的幼儿，保育师应及时为其换上干净的裤子，处理时态度应亲切、和蔼，不讥笑、不讽刺挖苦，耐心开导，避免让幼儿产生恐惧心理而导致恶性循环；③对于害怕如厕的幼儿，保育师应该多观察或者多与其交流，了解原因后再鼓励幼儿如厕。

小妙招

幼儿用纸尿裤选择指导

（1）查看包装上的标识是否规范。

（2）要尽可能选择较薄的纸尿裤。

（3）将无纺布的质量作为重要指标。

（4）尽可能选择有尿显线的纸尿裤。

（5）选择没有刺激性气味的纸尿裤。

（6）尽可能选择吸水性强的纸尿裤。

（7）尽量选择柔软的产品。

（8）选择具有防漏设计的纸尿裤。

三、指导中班、大班幼儿如厕

笔记栏

中班、大班幼儿如厕时，保育师应做好以下指导工作。

1. 如厕姿势指导

如果幼儿采取蹲厕方式，保育师应指导幼儿掌握正确的蹲厕姿势。正确的蹲厕姿势为：幼儿站到厕所的蹲位旁边，一只脚先跨过去，双脚分别站立在便池的两侧，双腿间的距离略宽于便池；站稳后，将裤子脱下来，脱到小腿肚的位置，一只手扶着裤子，另一只手扶着栏杆，然后慢慢蹲下。男孩小便时，将裤子脱在大腿根部采取站位如厕即可。

为了使幼儿掌握蹲厕的正确姿势，保育师可在幼儿如厕的地面贴上小脚印，通过小脚印来引导幼儿应该蹲在什么地方如厕，让幼儿在如厕的时候踩住小脚印。

2. 如厕后自理指导

幼儿排便后，保育师应指导幼儿使用手纸由前向后擦干净屁股，并将脏纸扔到纸篓内。之后，保育师应指导幼儿慢慢站起，提起并塞好裤子。提裤塞裤的步骤如下：先穿好内裤，再穿好剩下的裤子；把上身的背心或秋衣拉下来、抚平；把紧贴内裤的秋裤或外裤提上来，将背心或秋衣塞进裤腰里，不露肚脐和后背；最后把外裤从内向外一层层往上提，放下上衣，将其拉平。

为了让幼儿快速掌握提裤的动作要领，保育师可在盥洗室的墙面上贴卡通人物进行示范，从而指导幼儿尽快掌握动作要领。

3. 其他事项指导

除上述内容外，保育师还应指导中班、大班幼儿大小便入池内，并保持地面整洁，做到便后冲厕所、便后洗手等。

在指导中班、大班幼儿如厕时，保育师可利用念儿歌来提高幼儿主动自我服务的意识及积极性，提高幼儿的自理能力。

保育师可根据幼儿的年龄，培养其相关生活能力和良好的排便习惯，并做好如厕记录，填入表 5-3。

笔记栏

表 5-3 幼儿如厕记录

姓名	次数	星期一		星期二		星期三		星期四		星期五	
		上午	下午	上午	下午	上午	下午	上午	下午	上午	下午

在指导幼儿如厕时，保育师一定要时刻关注安全问题，防止幼儿出现滑倒、摔伤、磕伤等事件。同时，保育师应控制好幼儿的如厕时间，及时清点人数，确认盥洗室无幼儿后方可离开。

四、训练幼儿如厕后的自理能力

如厕训练是一个漫长的排便反射建立的过程，应循序渐进，不可操之过急。保育师在训练幼儿如厕自理能力的过程中，应明白幼儿不可能一两天就能够掌握如厕后的自理技能，要掌握好训练的方式，耐心教导幼儿。

1. 教幼儿学会折卫生纸

训练幼儿前，应先让幼儿练习折卫生纸。具体方法为：将卫生纸对折三次以上，折成一个比自己手掌稍大些的正方形或长方形。同时，应告诉幼儿折好的卫生纸应保证足够厚度。

保育师可以让幼儿先练习擦鼻子、擦桌子等，让他们学习擦拭的动作，逐渐掌握擦干净的要领，养成讲卫生的习惯。

2. 指导幼儿正确的方法

为保证幼儿的卫生和健康，根据幼儿的生理特点，保育师应分别针对男孩、女孩讲解正确的如厕后自理的方法。

保育师也可以通过故事情节游戏来引导幼儿注意自身卫生。比如可编一个不讲卫生的小熊熊的故事，故事中小熊熊在如厕后总是不好好处理，最后变得臭臭的，谁也不喜欢它，没有人愿意和它做朋友。通过这样的故事，让幼儿懂得要爱干净，如厕后及时用纸清理。

笔记栏

3. 对幼儿进行便后用纸模拟训练

准备一些仿真娃娃，将南瓜粥涂点到娃娃的屁股上，让幼儿练习擦屁股。保育师检查后给予示范，纠正错误动作，并对表现良好的幼儿给予表扬。

4. 实战练习

实战练习应分为三个阶段，一般来说，幼儿通过实战训练一段时间后，就能掌握基本技能。实战演练三个阶段的具体内容如下：保育师给幼儿示范，并解说要点，幼儿学习；幼儿自己用纸练习，保育师关注其动作，及时指导，必要时进行协助；幼儿自己擦屁股，擦完后，保育师用纸擦一次，检查是否擦干净。不论幼儿表现如何，保育师都要进行鼓励，并注意保护幼儿的自尊心。

育婴专栏

（1）给婴儿垫尿布的主要步骤：①抓住婴儿的踝部提起腿，把尿布塞入其屁股下面，上缘齐腰部；②尿布于两腿中间往上折，注意将男婴的阴茎朝下，按住；③把一侧边适当卷折，对侧的一角围着腰拉过来，轻轻拉紧尿布，仍按住先拉过来的那一头，再把另一头往前拉，要把尿布拉得紧些；④使用尿布扣三点固定尿布；⑤把手指伸入尿布与婴儿肚子之间衬着，这样别针就不会误伤婴儿；⑥把各层布用别针别在一起并扣好；⑦包得好的尿布应贴紧腰及两侧大腿，用手指检查。因为婴儿扭动，尿布总是会松开的。如果尿布已松开，取下别针重新包。

（2）给婴儿换纸尿裤的主要步骤：①打开一个新纸尿裤，把有腰贴的半边放在婴儿的脏尿裤下面，注意新尿裤的顶端应该放在婴儿腰部的位置；②在新纸尿裤上垫一块布、毛巾或者一次性尿垫，以免清洗时弄脏新尿裤；③把脏纸尿裤的腰贴打开并折叠，以免粘住婴儿的皮肤；④把脏纸尿裤的前片拉下来，一只手抓住婴儿的两个脚踝，轻轻上抬，另一只手把脏尿裤在婴儿屁股下面对折，干净的一面朝上，防止婴儿的脏屁股把下面要替换的干净纸尿裤弄脏；⑤如果纸尿裤里有大便，用纸尿裤的前片把婴儿屁股上粘的大便擦掉（男婴需要一块干净

笔记栏

的布或者另一块尿布尽快遮住他的阴茎，以免他突然撒尿）；⑥如是小便，用婴儿湿巾、干净湿棉布或者纱布，从内往外、从上往下擦拭和清洗臀部（对于女婴要特别注意擦拭需要从上到下，防止细菌感染）；⑦如是大便，再取一张干净的湿巾，举起婴儿的两条腿或两侧翻，从内往外、从上往下擦拭臀部，把婴儿的大腿窝和屁股上的褶皱缝擦干净；⑧擦完之后，让婴儿的屁股自然晾干，或者用块干净的布轻轻拍干，如果需要治疗或者预防尿布疹，可以给婴儿抹上尿布疹膏或者凡士林；⑨把脏尿裤拿走，放在一边，把新尿裤的前片向上拉起，盖住婴儿的肚子（男婴的阴茎一定要朝下）；⑩检查整理婴儿两腿间的尿裤是否平展，粘牢纸尿裤两端的腰贴，纸尿裤就换好了。

五、发现并处理幼儿的小便异常

本着认真、负责的原则，保育师应对幼儿的小便情况予以关注，若发现异常，应及时、正确地处理。

1. 尿频的原因及处理

尿频的典型症状是尿次数增多。例如，2 ～ 3 岁幼儿每天排尿量为 500 ～ 600 毫升，每天排尿 10 ～ 12 次；4 ～ 6 岁幼儿每天排尿量约 600 毫升，每天排尿 8 ～ 10 次。而尿频患儿可以增加到每天 20 ～ 30 次，甚至每天 40 ～ 50 次。

幼儿尿频的处理首先应寻找尿频的原因，再进行针对性的处理，具体说明如下。

（1）排尿次数多，尿量多，可能是饮食造成的，幼儿喝多水了，或吃了含丰富水分、利尿的食物，如西瓜。针对这种情况，保育师可以适当调整幼儿饮食，不让幼儿喝过量的水。

（2）日间尿频、尿急，其他检查无异，可能是生理原因。幼儿神经系统发育不完善，有时会出现副交感神经系统功能亢进，当膀胱内积存少量尿液，会刺激膀胱平滑肌引起排尿反射。保育师要排除疾病因素，鼓励幼儿将两次排尿时间间隙拉长。

（3）除尿频外，还伴有尿急、尿痛、发热、消瘦等症状，这种情

笔记栏

况可能是疾病引起的，如尿路感染、糖尿病等。遇到这种情况，保育师要及时告诉家长，立即就医。

（4）排尿次数多、量少，无其他不适，这可能是因为精神刺激，大多与紧张、害怕、受斥责等有关。保育师要及时了解影响幼儿心理的因素，多理解、安抚幼儿，放松幼儿情绪。

2. 尿少的原因及处理

幼儿饮水进食不好或天气炎热出汗过多时，小便量就会减少，这属于正常的生理现象。此时保育师只需要调节水分的摄入（如多饮水，在餐饭中添加粥、汤等），症状即可相应地得到缓解。

如果幼儿除尿少外，还伴有其他症状（如尿痛、出汗多、腹泻、尿血、休克等），保育师应及时上报，通知家长带幼儿就医。不可在不明病因的情况下给患儿乱用药，这样不仅会加重病情，还会延误治疗时间。

3. 尿黄的原因及处理

正常情况下，幼儿的尿液呈淡黄色、透明状。保育师如发现幼儿的尿液呈深黄色或浑浊不透明状且持续时间较长，就要特别注意了。通常导致幼儿尿黄的原因有生理性的，也有病理性的，具体处理方法如下。

（1）生理原因。幼儿新陈代谢旺盛，出汗多，水分消耗大，特别是炎热的夏季，如果幼儿的饮水量不足，就会导致尿黄。针对这种情况，保育师要及时给幼儿补充水分。

（2）病理性原因。常见的原因有泌尿器官的感染、肝炎、微量元素缺乏等。针对这种情况，保育师要及时与家长沟通，建议家长带着幼儿就医，进行尿常规等检查。

4. 出现牛奶尿的原因及处理

牛奶尿是指幼儿小便浑浊，尿液冷却后变成乳白色，很像牛奶或豆浆。一般情况下牛奶尿与尿中的盐类结晶有关，属于结晶尿。结晶尿多在天凉时出现，因为当外界气温下降或尿液酸碱度改变时，尿液中的盐类结晶就会析出呈现乳白色。尿中结晶的成分有尿酸、草酸钙、碳酸钙、磷酸钙等，其往往与饮食有关。

一般情况下，幼儿出现结晶尿不是疾病的表现。但长期出现结晶

笔记栏

尿可能会导致尿路结石。因此保育师平时要教导幼儿多饮水，并改变偏食等不良的饮食习惯，天凉时为幼儿做好保暖工作。

有丝虫病和尿路感染的患者的尿液也呈白浊状，在处理结晶尿时，保育师一定要将其与丝虫病和尿路感染区别开来。保育师可结合相关知识，来判断牛奶尿到底是结晶尿还是由疾病引起的。取一些尿液加热并进行观察，若是结晶尿，则加热后尿液会由浑浊变为澄清。若是疾病引起的，加热后尿液依然浑浊，应尽快到医院进行进一步的检查和治疗。

5. 出现血尿的原因及处理

当幼儿尿液呈红色或洗肉水色时，保育师应意识到幼儿可能出现了血尿。血尿分为显微镜下血尿和肉眼血尿，前者只有通过显微镜才能发现，后者肉眼便能分辨出。

幼儿血尿常见于急性肾小球肾炎、过敏性紫癜肾炎、肾母细胞瘤、泌尿系统损伤、出血性膀胱炎等。除了以上疾病，全身性疾病也可引起血尿，如白血病、坏血病、肿瘤等。泌尿系统周围邻近器官疾病，也可能侵入或刺激尿道导致血尿。

血尿的病因非常复杂，有的病情十分紧急。因此，发现幼儿有血尿现象，保育师一定不要大意，应立即告诉家长并就医。

六、发现并处理幼儿的大便异常

本着认真负责、早发现早治疗、防止小病变大病的原则，保育师除应对幼儿的小便情况予以日常观测外，还应对幼儿的大便予以日常观测。一旦发现异常，保育师应及时、正确地处理。

1. 便秘的原因及处理

便秘是指大肠运动缓慢，水分吸收过多，造成大便干燥硬结、排泄困难。幼儿便秘的常见症状是排便间隔时间较长（通常为 2 ～ 3 天或更长时间），大便干燥，没有规律，并伴有排便困难情况。当幼儿便秘时，保育师应找出引起其便秘的原因，并采取合理的措施予以调节。幼儿便秘的原因及处理措施如下。

（1）饮食。①原因：饮食中蛋白质多而碳水化合物少，或食物中含有大量酪蛋白导致钙不能溶解，或富含纤维素的食物摄入少等。②处

笔记栏

理措施：幼儿饮食做到多样化、合理化、荤素搭配、粗细搭配，纠正幼儿挑食、偏食的毛病，鼓励其多吃瓜果蔬菜、多饮水，少吃生冷辛辣食物。

（2）习惯。①原因：生活没有规律，缺乏定时排便的训练，或个别幼儿因突然环境改变而便秘。②处理措施：训练幼儿定时排便，指导幼儿养成定时排便的习惯。

（3）精神。①原因：因遭到训斥而不愿排便或一排便就紧张、焦虑，或者玩得比较兴奋，不愿意中断游戏及时排便。②处理措施：幼儿排便不畅时，不要训斥，要耐心指导，消除幼儿的紧张、焦虑心情；幼儿长时间游戏时，保育师可适时中止游戏提醒幼儿排便。

（4）药物。①原因：长期补充过量的钙剂、铁剂或维生素 D 会导致便秘；经常使用开塞露、泻药等，会降低正常的排便反射，容易形成习惯性便秘。②处理措施：服用药物一定要遵医嘱，尽量避免长期服用葡萄糖酸钙、碳酸钙等易引发便秘的药物。幼儿便秘时，尽量不要借助泻药。

（5）疾病。①原因：营养不良、佝偻病、消化道畸形、直肠狭窄、脊髓病等疾病都会造成便秘。②处理措施：通过饮食、运动等提高幼儿的营养吸收能力，及时治疗引发便秘的各种疾病。

2. 腹泻的分类及处理

幼儿腹泻是一种幼儿常见的胃肠道疾病，好发于夏秋季节，主要特点为大便次数增多和形状改变，可伴有发热、呕吐、腹痛等症状及不同程度的水电解质、酸碱平衡紊乱。

幼儿腹泻会影响幼儿身体对食物中营养物质的吸收，造成其营养不良、身体瘦弱、抵抗力差。腹泻严重且未得到及时治疗，将给患儿的生命健康带来严重威胁。

（1）腹泻的分类。根据病情的严重程度，腹泻可分为轻度腹泻与重度腹泻两类。轻度腹泻有胃肠道症状，全身症状不明显，体温正常或有低热，精神状态尚佳，不存在水电解质及酸碱平衡紊乱。重度腹泻，除有严重的胃肠道症状外，还伴有高烧、精神萎靡、呕吐、嗜睡、昏迷、脱水等症状。

（2）腹泻的处理。幼儿如果发生重度腹泻，保育师应及时通知家

笔记栏

长并带其就医，遵医嘱进行处理。幼儿如果只是轻微腹泻，保育师应采取合理的处理措施。保育师应时刻关注腹泻幼儿的状况，如轻微腹泻长时间没有好转或转严重的幼儿，保育师应及时通知家长并带其就医。

具体来说，轻微腹泻的护理要注意以下几点：①饮食调养。幼儿腹泻大多是由饮食不当、消化不良引起的，如食用难以消化或生冷的食物。保育师应注意调整幼儿饮食，尽量做到稀、软、烂，食用苹果、橘子等促消化的食物，少吃油炸、煎的食品，并培养幼儿定时定量的饮食习惯。②及时补水。从幼儿腹泻开始，保育师就应该鼓励幼儿补充足够的液体以预防脱水，如多饮水，口服补液盐，或饮用幼儿喜欢喝的饮品（如果汁、运动饮料、鸡汤或酸奶等）。③注重卫生。腹泻有时是由病毒或细菌引起的，如幼儿食用了不干净的食物，因此保育师应注意做好患病幼儿的卫生保健工作，保持个人及环境的卫生。

3. 痢疾的症状及处理

痢疾是由痢疾杆菌引起的急性肠道传染病，多发于夏秋季节。可通过被污染的食物而传播，幼儿发病率较成人高。幼儿痢疾容易与普通的腹泻混淆，幼儿年龄越小，其临床症状就越不典型。痢疾主要症状有：开始多为水样便，常伴有呕吐，后出现大便次数增多，大便量减少，出现黏液便或脓血等，反复发病的患儿还会出现脱肛的现象。痢疾病程拖延达2个月以上者，可转为慢性痢疾。慢性痢疾长期不愈，易导致幼儿营养不良，影响幼儿身体健康和发育。

幼儿痢疾可分为普通型细菌性痢疾和中毒型细菌性痢疾两种，具体症状及处理方法如下。

（1）普通型细菌性痢疾。①症状：发热、腹痛、腹泻，里急后重，排含黏液、脓血的稀便，多由食用不洁食物引起。②处理方法：注重幼儿饮食，教育幼儿吃干净的食物，养成饭前便后洗手的习惯。痊愈慢者应及时就医。

（2）中毒型细菌性痢疾。①症状：起病急，发展快，病情严重，常发生惊厥及休克，易危害生命。②处理方法：立即就医，通知家长，必须及早诊断、及时治疗。

步骤二 任务实训

教师和同学们可以灵活地组织实训活动，每节课可以选择一个或几个活动，也可以组织综合活动。本书提供的实训活动一般以小组为单位开展，以每小组 6 人为宜。同时建议以小组为单位开展实训评价，每个实训任务结束后，及时在实训评价表中开展评价。

实训一：讨论学习如何培养幼儿如厕习惯

（1）组内讨论学习如何培养幼儿如厕习惯，每组提供 1 个方案，设计方案思路如下。

培养如厕习惯活动设计方案

班级：__________　　组别：__________　　指导教师：__________

活动目标：____

活动指导思想：____

活动对象：____

活动过程：____

（2）组内推选一人，在班级介绍本组的方案。

（3）开展组间评比，所得名次可以作为本项目教师评价和评分的参考。

实训二：角色模拟指导幼儿如厕活动

（1）将组内 6 名同学分为 3 组：2 名模拟保育师，2 名模拟托班幼儿，2 名模拟大班幼儿。

（2）2 名保育师分别帮助和指导 2 名托班幼儿如厕，包括便后自理的指导。

（3)2 名保育师分别指导 2 名大班幼儿如厕，包括便后自理的指导。

（4）组内成员轮换角色，再次进行模拟指导如厕活动。

实训三：幼儿如厕活动中大小便异常情况的处理

（1）分组讨论幼儿如厕活动中存在的大小便异常情况、可能的原因及处理办法，汇总成表格，如表 5-4 所示。

表 5-4　幼儿如厕活动中大小便异常情况的处理

幼儿如厕活动中大小便异常情况	可能的原因及处理办法	预防措施

（2）完成汇总表格后提交。

（3）教师挑选典型问题，各小组推荐代表进行分享。

步骤三　实训评价

实训评价表如表 5-5 所示。

表 5-5　实训评价表

<table>
<tr><th>实训</th><th>评价要点</th><th>评价标准</th><th>自我评价</th><th>组内评价</th></tr>
<tr><td rowspan="4">组内讨论并学习如何培养幼儿良好如厕习惯</td><td rowspan="4">掌握培养幼儿良好如厕习惯的方法</td><td>了解幼儿如厕训练的时机</td><td rowspan="4"></td><td rowspan="4"></td></tr>
<tr><td>了解幼儿如厕是定时、按需相结合的</td></tr>
<tr><td>了解幼儿要养成自觉遵守规则的好习惯</td></tr>
<tr><td>了解幼儿要养成便后冲厕、洗手的习惯</td></tr>
<tr><td rowspan="2">模拟指导幼儿如厕活动</td><td rowspan="2">掌握指导幼儿如厕时的照护要点</td><td>了解帮助托班、小班幼儿如厕的要点：帮助脱裤子、提裤子；掌握正确的如厕姿势；控制如厕时间；如厕后提供帮助</td><td rowspan="2"></td><td rowspan="2"></td></tr>
<tr><td>了解指导中班、大班幼儿如厕的要点：掌握正确的如厕姿势；掌握如厕后自理的方法；掌握提裤子、塞裤子方法</td></tr>
<tr><td rowspan="2">幼儿如厕活动中大小便异常情况的处理</td><td rowspan="2">掌握幼儿如厕活动中大小便异常情况的处理方法</td><td>掌握幼儿五种小便异常的原因及处理办法</td><td rowspan="2"></td><td rowspan="2"></td></tr>
<tr><td>掌握幼儿三种大便异常的原因及处理办法</td></tr>
</table>

续表

<table>
<tr><th>实训</th><th>评价要点</th><th>评价标准</th><th>自我评价</th><th>组内评价</th></tr>
<tr><td colspan="5">实训总评价：优秀☐ 良好☐ 合格☐ 不合格☐
其他评价建议：
教师：</td></tr>
</table>

注：评价标准是基于一般情况而定的，若实际情况不同，也可以稍做调整。“自我评价”和“组内评价”可参照评价标准，概括地评定为“优秀”“良好”“合格”或“不合格”，同时写出评价的理由。“组内评价”一般由组长主持、组内讨论得出，并由组内记录人统一填写。“其他评价建议”由教师根据课堂观察和实训表现，并结合小组实训结果给出。

步骤四　总结提高

记录知识学习和实训操作中遇到的困惑或难题，尝试寻找解决方法，并将自己的学习感悟和收获填入表 5-6。

表 5-6　学习收获表

学习中的困惑	解决的方法	学习收获（技巧、方法等）

【知识测试】

一、理论知识试题（共两大题，12 分）

（一）单项选择题（每题 1 分，共 7 分）

1. 幼儿如厕的照护任务包括（　　）。

A. 听音指导排便　　B. 指导幼儿用声音、语言表达

C. 指导幼儿主动如厕　　D. 以上都是

2. 保育师要培养（　　）的幼儿自主小便的能力，除安排集体小便外，其他时间应让幼儿自主小便。

A. 1 岁以上　　B. 1.5 岁以上　　C. 2 岁以上　　D. 3 岁以上

3. 以下是保育师在幼儿如厕时的照护要点，其中不正确的是（　　）。

A. 消除幼儿的紧张情绪　　B. 指导幼儿采用正确的姿势

C. 打扫厕所　　D. 帮助、照顾、观察

4. 在幼儿如厕时，保育师的工作职责是（　　）。

A. 指导　　B. 照顾　　C. 观察　　D. 以上都是

5. 保育师应根据多种因素提醒幼儿大小便，其中，不需要考虑的因素是（　　）。

A. 按规定时间安排大小便　　B. 幼儿的年龄

C. 大小便间隔的规律　　D. 情绪、饮食和气候

6. 幼儿排大便后保育师指导的工作程序是（　　）。

A. 擦屁股、冲厕　　B. 擦屁股、冲厕、洗手

C. 擦屁股、穿裤子、冲厕、洗手　　D. 冲厕、洗手

7. 幼儿排便后，以下关于保育师的照护工作的说法中不正确的是（　　）。

A. 让幼儿自己擦屁股　　B. 帮助和指导幼儿提好裤子

C. 对便池及时清洗、消毒　　D. 观察幼儿大小便有无异常

（二）判断题（每题 1 分，共 5 分）

1. 保育师应让小班幼儿便后自理。（　　）

2. 在幼儿如厕时，保育师可以边打扫厕所边照看指导幼儿。（　　）

3. 对尿裤子的幼儿，保育师应及时为其换洗衣物，并进行批评教育。（　　）

4. 幼儿尿频不一定是由疾病引起的。（　　）

5. 厕所要保持清洁、干燥、无臭味、无污垢。（　　）

二、实操技能演练（18 分）

1. 请简要叙述小班幼儿排便时照护的要点。（8 分）

2. 举例说明如何根据幼儿年龄培养其良好的排便习惯。（10 分）

|项目六|幼儿盥洗照护

学习目标

1. 知识目标

· 了解幼儿盥洗的基础知识。

· 熟悉幼儿洗手、洗脸、洗脚、洗澡、刷牙的工作规范和意义。

2. 技能目标

· 按照规范要求模拟整洁、安全、通风、干燥的盥洗环境。

· 帮助、指导幼儿采用正确的方法盥洗。

3. 素养目标

· 积极参与盥洗照护的学习活动，主动学习保健知识，发掘盥洗照护工作的价值。

· 对幼儿盥洗照护工作进行总结与反思，提高职业素养。

· 树立节约用水、不浪费水资源的生态观。

学习建议

· 幼儿盥洗前的准备：建议 4 学时。

· 幼儿盥洗时的照护：建议 4 学时。

思维导图

- 项目六 幼儿盥洗照护
  - 任务一 幼儿盥洗前的准备
    - 幼儿盥洗的重要意义及目标要求
      - 幼儿盥洗的重要意义
      - 幼儿盥洗的目标要求
    - 幼儿盥洗环境的创设
      - 洗手池的清洁要求
      - 盥洗用品的准备要求
      - 盥洗室清洁卫生的整体要求
    - 洗手、洗脸环节
      - 洗手、洗脸环节的程序规范
      - 洗手、洗脸环节涉及的保健知识
    - 刷牙、漱口环节
      - 刷牙、漱口环节的程序规范
      - 刷牙、漱口环节涉及的保健知识
      - 牙刷的选择与使用
    - 洗澡环节
      - 洗澡环节的程序规范
      - 洗澡环节涉及的保健知识
  - 任务二 幼儿盥洗时的照护
    - 指导幼儿洗手
      - 掌握洗手的步骤
      - 掌握洗手的注意事项
      - 养成勤洗手的好习惯
    - 指导幼儿洗脸
      - 掌握洗脸的步骤
      - 养成洗脸的好习惯
    - 指导幼儿刷牙、漱口
      - 掌握刷牙、漱口的步骤
      - 掌握刷牙的要领
      - 养成刷牙的好习惯
    - 指导幼儿洗脚
      - 掌握洗脚的步骤
      - 掌握洗脚的注意事项
    - 指导幼儿洗澡
      - 做好洗澡准备
      - 掌握洗澡的步骤
      - 掌握洗澡的注意事项

项目探索

1. 请阅读材料中，讨论该保育师在盥洗照护工作中的主要问题。

蓝天幼儿园中一班的保育师事先将洗手液放在每个水龙头的旁边，将经消毒的擦手毛巾放在盥洗室靠近水池的位置，试了一下水温，把地面拖干后，站在盥洗室门口接待分组进来的幼儿。有几位幼儿站在正在洗手的幼儿后面等待。由于保育师所站位置不能看清全体幼儿，因此，她不时地伸出头观察在水池另一边洗手的幼儿。当发现排队幼儿有推搡动作时会及时制止；当发现有幼儿洗手方法不对、浪费水、洗手马虎等问题时会及时指导。等所有幼儿洗完手后，她将水池、地面等地方擦干。

2. 幼儿盥洗存在许多安全隐患。如果保育师没有及时观察、注意到，可能会引发不堪设想的后果。请各位同学发挥聪明才智，想一想在幼儿盥洗过程中存在哪些安全隐患，如果是你，你会怎么解决，并完成表 6-1 的内容。

表 6-1　幼儿盥洗安全隐患及解决方法

幼儿盥洗时存在的安全隐患	可能导致的后果	解决办法

笔记栏

任务一　幼儿盥洗前的准备

任务导入

在幼儿的一日生活中，盥洗是必不可少、需重复多次的环节。幼儿饭前便后、运动后、游戏后等都需要洗手，每次用餐后都要漱口，午睡起床也需要洗脸。

保育师必须培养幼儿良好的盥洗习惯，使其了解盥洗要求与方法，并要充分挖掘盥洗活动的教育价值，为促进幼儿的健康成长奠定良好的基础。

任务目标

通过对特定盥洗活动工作要点的讨论与总结，以及开展盥洗保健相关知识的收集与讨论等多种形式，掌握幼儿盥洗前环境创设与规范操作等照护工作的相关知识与技能。

任务准备

以下物品每组一套（以 6 人一组为例），每组需准备的材料有：

（1）音像设备：摄像机（可以用手机代替）、视频播放设备（所有组共用 1 套）。

（2）收集资料：收集各盥洗环节的相关知识。

任务实施

步骤一　知识准备

一、幼儿盥洗的重要意义及目标要求

1. 幼儿盥洗的重要意义

幼儿的盥洗活动包括洗手、洗脸、漱口、刷牙、洗澡，它是幼儿一日生活的重要内容。养成和习得良好的盥洗习惯，是保障幼儿身体健康的第一道防线。良好的盥洗习惯可以帮助幼儿预防感冒、肺炎、胃肠炎、急性呼吸道传染病等多种疾病。

由于幼儿皮肤保护功能差、柔嫩、抗菌力差、渗透作用强、皮脂

腺分泌少、易皲裂、易受伤，因此，养成良好的盥洗习惯尤为重要。这有利于皮肤保持清洁，减少细菌对幼儿皮肤的伤害，提高皮肤的抵抗力，保护幼儿皮肤的健康。

2. 幼儿盥洗的目标要求

依据《托育机构保育指导大纲（试行）》和《3—6 岁儿童学习与发展指南》，1 ～ 2 岁的幼儿在协助和引导下能自己洗手；2 ～ 3 岁的幼儿在引导下能餐后漱口，使用肥皂或洗手液正确洗手，认识自己的毛巾并擦手；3 ～ 4 岁的幼儿在提醒下每天早晚刷牙、饭前便后洗手；4 ～ 5 岁的幼儿每天早晚刷牙、饭前便后洗手，方法基本正确；5 ～ 6 岁的幼儿每天早晚主动刷牙，饭前便后主动洗手，方法正确。

二、幼儿盥洗环境的创设

在幼儿盥洗前，保育师重点要为幼儿创设良好的盥洗环境，包括准备盥洗水，清洁洗手池，准备幼儿洗手肥皂、擦手毛巾，清洁地面并保持地面干燥，为适龄幼儿准备牙刷、刷牙杯，冬季还需要准备幼儿护肤品等。

1. 洗手池的清洁要求

洗手池台面要始终保持干燥。尤其是容易接触幼儿身体的台面边缘要保证无水渍残留，避免幼儿盥洗时弄湿衣服。镜子和水龙头要保持干净，没有水渍残留。水龙头开关背面也要保持干净。洗手池要定期进行消毒。消毒时，用刷子蘸取洗洁精或去污粉，洗刷洗手池内外表面及水龙头，特别是藏垢处一定要刷洗干净，并用清水冲洗干净。配置消毒液，用专用毛巾对洗手池及水龙头进行擦拭消毒，静置 10 分钟后，用清水冲洗干净，再将专用毛巾洗净后晾干。

2. 盥洗用品的准备要求

肥皂数量一般和水龙头数量相同，用完后要及时添补，并为幼儿每人准备好一条干净的小毛巾。毛巾的清洁要点为：①每日用清洁剂清洗毛巾，清除残留污物；②每日主动消毒；③将毛巾挂在通风且有阳光处晾晒；④毛巾挂放的间距以相互间不重叠为宜（图 6-1）。

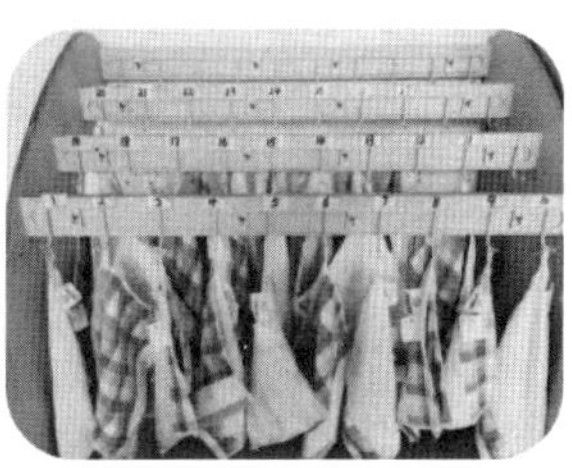

图 6-1 毛巾挂放

笔记栏

刷牙杯要每日清洁。清洁时，将水杯在流动水中淋湿冲洗一遍；用钢丝球或者清洁布，蘸取洗涤剂，将杯内外侧，特别是水杯边缘都刷洗干净，水杯把手的内外也需要清洁；将洗干净的水杯放在流动水下冲洗干净，使杯内无洗涤剂残留。

牙刷要每周用开水冲烫一次。具体操作为：将幼儿牙刷和刷牙杯放在洗手池内，一杯一牙刷，整齐排放；用开水冲烫幼儿牙刷，并将牙刷浸泡在开水中 10 ～ 15 分钟；将刷牙杯中的水倒掉，用干净的干布将水杯上残留的水渍擦干；甩干牙刷，刷毛朝上放回刷牙杯中，做到一杯一牙刷；将牙刷和刷牙杯整齐地摆放回储物柜。注意：牙刷的牙刷头和刷牙杯的杯把手朝同一个方向摆放。

小课堂

毛巾清洁与蒸煮消毒

（1）将毛巾放入温水中浸泡 30 分钟。

（2）用肥皂搓洗后用开水烫洗，再用流动清水漂洗干净。

（3）放入毛巾专用袋，再放进专用蒸汽柜蒸煮 10 ～ 20 分钟后晒干。

（4）按幼儿的学号或名字挂放整齐。

注意事项：

（1）建议每天对毛巾清洁消毒一次。

（2）毛巾消毒后，注意把手洗干净，再把毛巾放到规定位置，避免二次污染。

（3）建议每日早晨在幼儿来园前对毛巾进行清洁消毒。

3. 盥洗室清洁卫生的整体要求

（1）盥洗室地面要整洁干爽，以防幼儿滑倒。如果水池高度超过幼儿肘关节高度，要将水池前的地面垫高，防止幼儿盥洗时水灌进幼儿的衣袖。

（2）对于擦拭不同位置的抹布和拖把，应加以区分并固定放置，不可混用。

（3）盥洗室的地面要保持无积水、无污渍、无死角。

（4）盥洗室内的扶手、墙面、地面、便池等部位应定期擦洗，频率为每天两次，分别是中午和幼儿离园后。

（5）用消毒液对盥洗室的地面进行消毒。

三、洗手、洗脸环节

1. 洗手、洗脸环节的程序规范

（1）保育师事先调整好洗手、洗脸用水的温度，组织幼儿排队洗手、洗脸。

（2）要让幼儿懂得洗手、洗脸的好处，并鼓励幼儿主动洗手、洗脸，逐步养成自觉的行为习惯。

（3）保育师要随时提醒幼儿节约用水，控制好水流的大小。密切关注幼儿洗手、洗脸的过程，对幼儿搓洗不仔细、冲洗不干净等行为，要耐心给予动作示范和语言提示。

（4）幼儿洗完手和脸后，保育师要引导其用正确的方法擦手、擦脸，将衣袖放下，并整理平整。

（5）幼儿洗手、洗脸结束后，保育师应及时用干拖布擦干地面上的水，确认最后一个幼儿洗完离开后再离开盥洗室。

（6）保育师要及时表扬幼儿在洗手、洗脸过程中的良好表现。

2. 洗手、洗脸环节涉及的保健知识

（1）提醒幼儿饭前便后要及时用肥皂洗手，做到不用脏手揉眼睛。

（2）提醒幼儿洗手时注意双臂应向前下方倾斜，避免水流倒流，弄湿衣袖。

（3）提醒幼儿不乱用他人的毛巾，防止流行性传染病的传播。

（4）秋冬季节注意指导并帮助幼儿洗手、洗脸后抹润肤霜。

四、刷牙、漱口环节

幼儿 2 岁左右可以学习漱口，3 岁左右可以学习刷牙。保育师帮助幼儿准备牙杯、幼儿牙膏及幼儿保健牙刷，以便幼儿刷牙、漱口。

1. 刷牙、漱口环节的程序规范

（1）检查幼儿的刷牙杯、牙膏及牙刷是否齐全，调整好漱口水的温度。

（2）鼓励幼儿主动刷牙、漱口，使其成为一种自觉的行为习惯。

（3）幼儿用餐之后，要提醒幼儿取刷牙杯漱口，指导幼儿将漱口

笔记栏

水吐入水槽中，提醒幼儿漱完口后将刷牙杯放回原处。

（4）密切关注每个幼儿的刷牙、漱口过程，对幼儿不认真、不仔细刷牙或漱口的行为进行提醒。

（5）在幼儿刷牙、漱口时，要耐心给予动作示范和语言提示。

（6）在幼儿刷牙、漱口结束后，及时用干拖布擦干地面，确认最后一个幼儿离开后再离开盥洗室。

（7）应及时表扬幼儿在刷牙、漱口过程中表现好的幼儿。

2. 刷牙、漱口环节涉及的保健知识

（1）氟化物能有效预防龋齿，增强牙齿抗龋的能力。幼儿 3 岁以后最好选用含氟牙膏，但由于幼儿吞咽反射比较差，要注意防止氟摄入过量。

（2）幼儿口腔较小，软组织柔嫩，选择幼儿牙刷的标准应该是刷头小、刷毛较柔软、有两排刷毛的牙刷。

（3）为了使牙刷头保持干燥，不易滋生细菌，刷完牙后，应提示幼儿将牙刷刷头朝上放入刷牙杯，以便风干。

（4）通常牙刷在使用 1 ～ 2 个月后牙刷毛就会弯曲。弯曲的牙刷毛不仅不容易刷净牙缝中的食物残渣，还会擦伤牙龈。另外使用时间过长的牙刷头内易存留细菌，最好 1 ～ 2 个月更换一次。

（5）为保证刷牙效果，提示幼儿每次刷牙时间不少于 3 分钟。

3. 牙刷的选择与使用

刷牙可以清除牙齿表面的污物和微生物，保护牙齿，预防龋齿，还可按摩牙龈，促进牙齿周围组织的血液循环，使牙齿健康。保育师在幼儿牙刷的选择与使用中应注意以下几点。

（1）正确选择和使用牙刷。牙刷刷毛以横 2 ～ 4 排、竖 6 ～ 7 排为宜，刷毛应稍软（图 6-2）；每个幼儿应有专用的牙刷；每次使用后应将牙刷洗净、甩干，刷毛朝上插在杯子中或牙刷架上，放于通风处存放；牙刷不宜使用过久，一般 1 ～ 2 个月更换一次牙刷，以免细菌附着于牙刷上，引发口腔疾病。

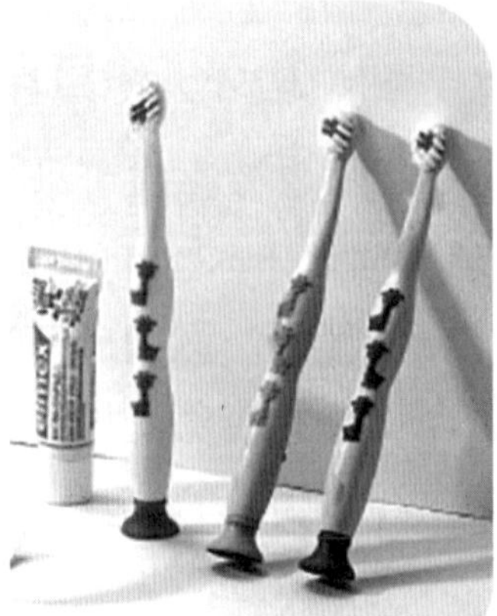

图 6–2　幼儿牙刷

（2）教会幼儿正确的刷牙方法。顺着牙

笔记栏

缝直刷，上牙由上往下刷，下牙由下往上刷；先刷牙的外侧面，后刷牙的内侧面，最后刷咬合面，咬合面应横刷；刷牙时应先用水漱口，再用沾有牙膏的牙刷上下里外刷净，最后用水漱净。

育婴专栏

漱口可以从新生儿阶段开始，能有效地清除其舌面残留物，防止婴儿发生奶瓶性蛀牙。当婴儿的牙齿不足 8 颗时，在每次哺乳或进食后，保育师可把纱布绕在食指上蘸温开水，轻轻伸进婴儿嘴里擦拭牙龈、舌头和口腔黏膜，也可以给婴儿喂几口温开水，起到清洁口腔的作用。

五、洗澡环节

洗澡一般可分为盆浴和淋浴。2 岁后的幼儿可选择淋浴。

1. 洗澡环节的程序规范

（1）幼儿洗澡时，要保证室内温度在 24 ～ 28℃。

（2）提前准备好浴盆或淋浴设备、毛巾、浴巾、洗发水、沐浴液以及需要更换的衣服。

（3）鼓励幼儿洗澡，使其逐渐形成一种自觉的行为。

（4）保育师给幼儿洗澡前应摘掉自己手上的饰物，同时将手清洗干净。

（5）保育师应拉着幼儿的手进入浴室，或抱着较小的幼儿放进洗澡盆。

（6）在幼儿对水温适应以后，再开始为幼儿洗澡。

（7）保持水温适中，一般在 35 ～ 37℃（如使用浴盆，备水温度应高 2 ～ 3℃），可随时调节。洗头时，水流不能太大。

（8）如果幼儿对洗澡比较恐惧，应鼓励并安慰幼儿，让其边洗澡边玩水中的玩具，或等待幼儿情绪稳定后再洗。

2. 洗澡环节涉及的保健知识

（1）洗澡的频率。幼儿在身体状况良好的情况下，春夏季最好每天洗澡一次，秋冬季隔天洗澡一次。这是因为春夏季幼儿出汗较多，活动量较大，气温偏暖，经常做清洁能够减少细菌感染，预防流行性感冒等。秋冬季比较干燥，幼儿活动量较少，洗澡按摩也是一个补水润肤、舒缓情绪的过程。

（2）幼儿的肤质和成人不同，最好给幼儿选用幼儿专用洗护品，以免对幼儿娇嫩的肌肤造成伤害。幼儿洗澡时可以选择碱性小的香皂，如幼儿专用皂。

（3）在给幼儿淋浴时，要在地面铺一块与淋浴地面面积一样大小的橡胶地垫。在给幼儿盆浴时，在浴缸旁铺一块 50 厘米 ×50 厘米的成品地垫，切实做好地面的防滑工作。

（4）每次给幼儿洗完澡后，要迅速地帮幼儿穿好衣服，不可让幼儿马上到室外吹风或用电风扇吹风，避免着凉，引起感冒。夏季可以给幼儿擦防痱、去痱用品，如适合幼儿使用的痱子水、痱子粉或爽身粉等。保育师要彻底清洁浴室或浴盆，做好浴巾的清洁消毒工作，预防细菌滋生。

步骤二　任务实训

教师和同学们可以灵活地组织实训活动，每节课可以选择一个或几个活动，也可以组织综合活动。本书提供的实训活动一般以小组为单位开展，以每小组 6 人为宜。同时建议以小组为单位开展实训评价，每个实训任务结束后，及时在实训评价表中开展评价。

实训一：盥洗前的环境创设要点介绍

（1）讨论总结盥洗前的环境创设要点，并进行记录。

（2）推举 1 人介绍本小组总结的要点，其他小组进行评价。

（3）各小组成员轮流介绍，开展组间评比。

实训二：讨论幼儿盥洗保健知识

（1）每小组在洗手洗脸、刷牙漱口、洗澡中选择 1 个环节，各小组成员总结相应环节的程序规范，并讨论所收集的盥洗保健知识。

（2）组内讨论，选出新颖全面且价值较高的保健知识进行小组间的分享。

（3）汇总本组收集的所有盥洗保健知识，将相应文件共享至其他小组。

步骤三 实训评价

实训评价表如表 6-2 所示。

表 6-2 实训评价

<table>
<tr><th>实训</th><th>评价要点</th><th>评价标准</th><th>自我评价</th><th>组内评价</th></tr>
<tr><td rowspan="2">幼儿盥洗前的环境创设</td><td rowspan="2">掌握幼儿盥洗前的环境创设要点</td><td>熟悉盥洗室清洁工作程序和卫生要求</td><td rowspan="2"></td><td rowspan="2"></td></tr>
<tr><td>熟悉洗手池、毛巾、刷牙杯和牙刷清洁消毒的一般步骤</td></tr>
<tr><td rowspan="2">讨论幼儿盥洗保健知识</td><td rowspan="2">了解更多的幼儿盥洗保健知识</td><td>了解指导幼儿洗手洗脸、刷牙漱口、洗澡的程序规范</td><td rowspan="2"></td><td rowspan="2"></td></tr>
<tr><td>收集一则以上的盥洗保健知识，并能主动学习更多的盥洗保健知识</td></tr>
<tr><td colspan="5">实训总评价：优秀□ 良好□ 合格□ 不合格□
其他评价建议：
教师：</td></tr>
</table>

注：评价标准是基于一般情况而定的，若实际情况不同，也可以稍做调整。“自我评价”和“组内评价”可参照评价标准，概括地评定为“优秀”“良好”“合格”或“不合格”，同时写出评价的理由。“组内评价”一般由组长主持、组内讨论得出，并由组内记录人统一填写。“其他评价建议”由教师根据课堂观察和实训表现，并结合小组实训结果给出。

步骤四 总结提高

记录知识学习和实训操作中遇到的困惑或难题，尝试寻找解决方法，并将学习感悟和 收获填入表 6-3。

表 6-3 学习收获

学习中的困惑	解决的方法	学习收获（技巧、方法等）

笔记栏

任务二 幼儿盥洗时的照护

任务导入

盥洗对于幼儿，尤其是低龄幼儿来讲是一件具有挑战性的事。低龄幼儿一般不能独立进行盥洗活动，特别在冬天，需要保育师帮助幼儿卷袖子、擦手等。而年龄稍大的幼儿，在其独立进行盥洗活动时，可能存在不重视盥洗流程、敷衍了事的情况。这就需要保育师在幼儿盥洗时细心观察、耐心指导和帮助，做好幼儿盥洗照护工作，培养幼儿的独立盥洗能力和良好的盥洗习惯。

任务目标

讨论并设计培养幼儿良好盥洗习惯的方案，用模拟的方式完成盥洗照护活动，讨论盥洗时的安全问题，掌握幼儿盥洗时照护的相关知识与技能。

任务准备

以下物品每组一套（以 6 人一组为例），每组需准备的材料有：

（1）音像设备：摄像机（可以用手机代替）、视频播放设备（所有组共用 1 套）。

（2）盥洗用品：肥皂 1 块或洗手液 1 瓶，抹布 2 块，水池 2 个，拖把 2 个，毛巾每人 1 条，牙齿模型 2 套。

任务实施

步骤一 知识准备

盥洗既能培养幼儿的自理能力和独立性，又能培养幼儿做事的条理性。保育师要有目的、有计划、遵照一定的原则，对不同年龄段的幼儿进行盥洗训练和指导，帮助幼儿熟练掌握盥洗技能，养成自觉盥洗的习惯。

指导原则如下：①放手让幼儿练习盥洗。不要认为幼儿自己洗不干净而包办代替。②持之以恒地加以指导。盥洗环节包括许多步骤，可

笔记栏

以让幼儿反复地练习，以便幼儿熟练掌握后形成习惯。③因材施教。对不同年龄段的幼儿进行盥洗照护时，指导的内容和方法应各有不同。例如，对于小班及以下年龄幼儿，应协助或引导其盥洗；对于中班后期及大班的幼儿，应侧重于对其困难环节的个别帮助，做好监督和检查。

一、指导幼儿洗手

幼儿在洗手过程中常会出现一些问题，如洗得不干净、玩水、不慎将肥皂泡沫弄到眼里或口中等。因此，保育师应做好幼儿洗手的指导工作。

1. 掌握洗手的步骤

（1）对于小班及以下年龄的幼儿，保育师可帮助其卷好袖口；对于中班、大班幼儿，保育师可指导其独立卷好袖口或鼓励同伴间互相帮助卷好袖口。

（2）打开水龙头。

（3）流水浸润双手，双手搓上肥皂或滴上洗手液，掌心相对，手指并拢相互揉搓。洗背侧指缝时，手心对手背指缝相互揉搓。洗掌侧指缝时，掌心相对，双手交叉沿指缝相互揉搓。洗指背时，弯曲各手指关节，一只手半握拳，把指背放在另一只手的掌心旋转揉搓。洗拇指时，一只手握着另一只手大拇指旋转揉搓。洗指尖时，弯曲各手指关节，把指尖合拢放在另一只手的掌心旋转揉搓。洗手腕、手臂时，搓揉手腕、手臂，双手相互搓擦 15 秒至泡沫丰富。此即常说的“七步洗手法”，如图 6-3 所示。

笔记栏

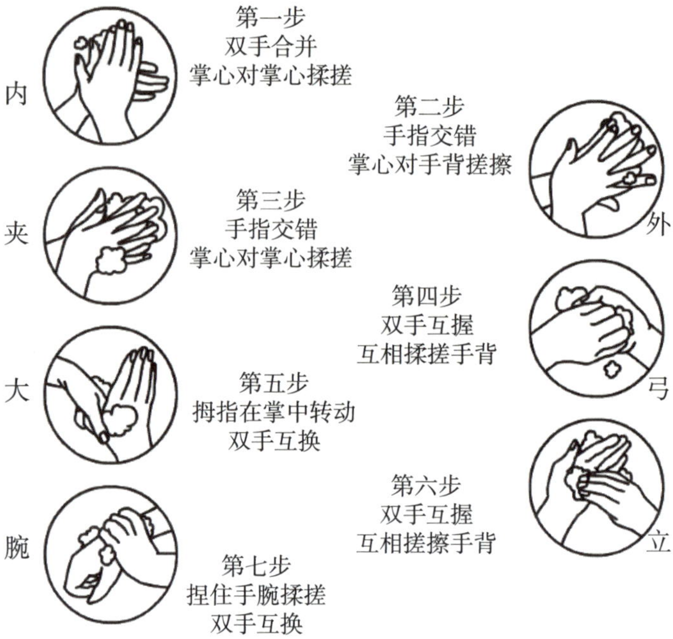

图 6-3　七步洗手法

（4）用自来水彻底冲洗双手。

（5）关闭水龙头（手动式水龙头可用肘部关闭，手感式水龙头手离开即可关闭）。

（6）使用个人专用的毛巾擦干净手。

小提示

很多保育师纠结于幼儿洗手时肥皂与洗手液的选择。其实，洗手的目的是清洁，而不是彻底地消毒，能够达到清洁目的的产品都可以选用。建议保育师在同样能够达到目的的情况下，选择成分尽量单一的产品，以免给幼儿健康带来不利的影响。

2. 掌握洗手的注意事项

幼儿洗手时，保育师应指导幼儿注意以下事项：在洗手过程中保持正确的洗手姿势，即双手低于小臂、指尖略低；洗手时尤其不要忽略手指缝的清洗；洗手时不嬉戏打闹、不玩水，保持安静；节约用水，不浪费水；不要把水溅到地上，注意保持地面干燥，以免滑倒；洗完手后用个人专用毛巾擦干手，并将毛巾整齐地放回原处，不使用、不

笔记栏

接触其他小朋友的毛巾；在春、秋、冬季，洗手后手上擦护手霜，以防冻裂。

3. 养成勤洗手的好习惯

保育师应通过各种形式帮助幼儿养成用肥皂或洗手液洗手的习惯。具体来说，保育师可通过以下几种形式培养幼儿的洗手习惯：通过搞活动、讲故事等教育形式创设洗手氛围；张贴洗手方法的流程图，激发幼儿洗手的积极性；利用朗朗上口的儿歌或生动的照片，帮助幼儿树立良好的洗手意识。

小妙招

洗手歌

打开水龙头，冲冲小脏手。
关上水龙头，肥皂做朋友。
搓手心、搓手背、搓搓手指头。
打开水龙头，泡泡全冲走。
关上水龙头，小手甩三下。
一二三，小手洗得真干净。

挽袖口

小袖子呀爬高山，一爬爬到臂中间。
袖子高高露手腕，洗洗小手真方便。

开关水龙头

轻轻打开水龙头，哗啦哗啦水儿流。
我用线儿拴住你，节约用水记心头。

冲泡泡

小泡泡，滑溜溜。清清水，冲一冲，
冲手心，冲手背，手腕也要冲干净。

二、指导幼儿洗脸

通常，幼儿每天至少需要洗两次脸，一般安排在早晨起床后和晚上临睡前。洗脸包括洗眼、洗耳、洗鼻部、洗两颊和洗颈部等环节。

笔记栏

1. 掌握洗脸的步骤

（1）先将毛巾浸湿拧干。

（2）洗脸的顺序是，先提醒幼儿擤鼻涕，再用毛巾擦拭眼角，然后擦前额、脸颊、鼻孔下方、口周、下巴、脖子及耳朵，具体要求如下。

①擦拭眼睛时，保育师应指导幼儿将眼睛闭上，从眼角向眼外侧横向擦拭几次。

②擦拭嘴时，保育师应指导幼儿先张口擦两边嘴角，然后闭上嘴巴擦嘴唇，最后用毛巾在口周擦拭一圈。

③擦拭鼻时，保育师应先要求有鼻涕的幼儿用纸擤鼻涕，然后用毛巾擦拭鼻梁、鼻头、鼻孔和鼻孔边缘。

④擦拭面部时，保育师应指导幼儿用毛巾反复在前额、面颊和下巴处画大圈擦拭，将面部清洁干净。

⑤擦拭耳朵时，保育师应指导幼儿用毛巾先擦耳朵眼，再擦耳郭，最后擦耳郭的背侧。

⑥擦拭脖子时，保育师应指导幼儿先擦脖子的两侧，再擦脖子的前边，最后擦脖子的后面。

（3）前额、眼角、鼻孔、口周、下巴等处，是幼儿洗脸时经常被遗忘的地方。保育师应及时提醒幼儿擦拭这些部位。

（4）其间应清洗毛巾 1 ～ 2 次，以保证毛巾的清洁。

（5）幼儿冬季洗脸后脸上应擦护肤霜，以保护皮肤。

小提示

正常情况下，给幼儿洗脸要用温水，夏天可以用凉水洗脸。若进行幼儿面部清洁，一般用清水清洗即可，没有必要使用洁面乳。在寒冷的冬天，洗脸后一定要抹护肤霜，防止水分流失，皮肤皴裂。保育师应教会幼儿洗脸的步骤，教会其使用肥皂、毛巾等。其根本目的是要让幼儿自己养成洗脸的习惯和意识，增强自理能力。

笔记栏

2. 养成洗脸的好习惯

有些幼儿在洗脸时容易哭闹，面对这种情况，保育师应采取讲故事、念儿歌、搞活动等形式的渗透式教育，让幼儿喜欢上洗脸，从而养成洗脸的好习惯。

三、指导幼儿刷牙、漱口

刷牙不仅可以清洁牙齿，维护口腔清洁，还可以预防龋齿、牙周病，从而保护牙齿健康。保育师应做好幼儿刷牙的指导工作，帮助幼儿养成早晚刷牙、饭后漱口的习惯。

1. 掌握刷牙、漱口的步骤

（1）保育师应指导幼儿掌握刷牙、漱口的步骤，具体步骤如下。

①刷牙准备。取刷牙杯，拿出牙刷，刷牙杯里接满温水，水温以35℃为宜。挤黄豆粒大的幼儿牙膏到牙刷上。

②刷牙。先含一口温水，漱口湿润口腔。再将放有牙膏的牙刷在牙刷杯里稍微浸湿一下，由上而下刷牙齿的外侧，接着刷牙齿的咬合面，最后刷牙齿的内侧。刷牙时注意顺着牙缝竖刷，除上下磨牙的牙冠需要横刷外，无论牙的外表面还是内侧都应顺着牙缝竖刷。但在刷内侧牙时需要掏着刷，如此反复进行。

③漱口与整理。刷完牙后多漱几次口，并将牙刷、刷牙杯洗干净，把牙刷柄向下放入刷牙杯，将刷牙杯放在原来的位置。

（2）保育师应指导幼儿掌握正确的漱口方法。先在口中含一口水，用力鼓腮，做“咕嘟”的动作，把粘在牙齿表面和缝隙的食物残渣冲洗掉，然后吐出漱口水。

2. 掌握刷牙的要领

（1）刷牙时注意三个牙面，即牙齿的内侧面、外侧面以及水平的咀嚼面。幼儿刷牙时，保育师应提醒幼儿特别注意清洁牙齿内侧面及水平的咀嚼面，因为这些地方是幼儿刷牙时最容易漏掉的地方。

（2）幼儿刷牙必须早晚各一次，每次刷牙要认真、仔细地刷3分钟。

（3）要用幼儿专用牙刷和牙膏，刷牙时牙膏不要挤得太多。幼儿在练习刷牙时可以暂时不使用牙膏。幼儿初学刷牙时可由保育师帮助

笔记栏

挤牙膏，中班幼儿应学习从后向前挤牙膏。

（4）对于刷牙顺序不正确、刷牙动作不规范的幼儿，保育师应及时给予纠正。

3. 养成刷牙的好习惯

保育师可通过多种途径提升幼儿对刷牙的兴趣，促使幼儿养成刷牙的好习惯。具体途径可参照以下内容。

（1）树立好榜样。保育师应以身作则，每天早晚定时刷牙，同时可带领幼儿念儿歌："我刷刷，你刷刷，牙齿美白又健康。"让幼儿通过模仿刷牙动作养成刷牙的好习惯。

（2）举办竞赛。针对不爱刷牙的幼儿，保育师可开展全班刷牙大赛，比一比谁刷牙最积极、最认真、最彻底，获胜者能得到一朵小红花，从而提高幼儿对刷牙的兴趣。

（3）讲故事或播放动画片。故事或动画片大多是幻想与现实的巧妙结合，幼儿通常会很感兴趣。因此，保育师可通过讲故事或播放动画片（如《蛀牙大王》），让幼儿明白刷牙的重要性，提高刷牙的主动性。

（4）念儿歌。保育师可以与幼儿一起念儿歌，使幼儿掌握刷牙要领，爱上刷牙。

小检测

请同学们阅读示范内容，根据所学知识，完成模仿任务。

【示范】以下是幼儿刷牙的儿歌，仅供参考。

小牙刷，手中拿，张开我的小嘴巴。上面牙齿往下刷，下面牙齿往上刷，左刷刷、右刷刷，里里外外都刷刷。早晨刷、晚上刷，刷得干净没蛀牙。刷完牙齿笑哈哈，露出牙齿白花花！

【模仿】请同学们根据上述示范，发挥自己的聪明才智，创编一个小故事或儿歌吧！

四、指导幼儿洗脚

幼儿活动量大，爱出汗。在炎热的夏季甚至有的幼儿自行脱掉鞋袜光脚走路，从而使脚上沾染很多细菌。为保持幼儿脚部的干爽与清

笔记栏

洁，保育师应指导幼儿做好脚部清洗。

1. 掌握洗脚的步骤

指导幼儿洗脚的步骤如下：①将适宜的温水倒入幼儿专用洗脚盆中，可以先用手试试水温，水量以浸泡整个脚面到达脚踝部位为宜；②组织幼儿坐在高低适宜且稳定的板凳上，脱掉袜子，挽裤腿至膝盖处；③将双脚轻轻放入盆中，浸泡 3 ～ 5 分钟；④用手揉搓脚面、脚心、脚趾、脚踝等部位；⑤最后用干毛巾将双脚擦拭干净，并将洗脚水倒掉，将洗脚盆放好。

2. 掌握洗脚的注意事项

（1）幼儿一年四季都需要用温水洗脚。夏天时洗脚水的温度一般以 38 ～ 40℃为宜；冬天时洗脚水的温度可以适当提高，一般以 45 ～ 50℃为宜。

（2）幼儿洗脚水不能过热。如果常用热水给幼儿洗脚或烫脚，其足底的韧带会变得松弛，不利于足弓的形成和维持，容易形成扁平足。

（3）调兑温水时应先加冷水再加热水，以防烫伤幼儿。

（4）洗脚用的热水一定要放在远离幼儿且幼儿无法够到的地方。使用热水器的托幼机构平常应将热水器阀门调到温水或冷水的位置。

（5）幼儿应坚持每天洗脚。在洗脚时保育师可用手对幼儿脚底进行按摩刺激，达到舒筋活络、防病治病的效果。

在指导幼儿洗脚过程中，保育师应特别注意幼儿的安全问题，防止烫伤、滑倒或跌伤。对于小班的幼儿，保育师可为其准备洗脚水，提前测好水温，洗脚完毕后帮助其倒洗脚水；对于大班幼儿，保育师可指导其自行完成洗脚事项，但是应时刻做好观察、检查工作，防止发生意外事故。

五、指导幼儿洗澡

幼儿皮肤娇嫩，新陈代谢旺盛，分泌物较多，皮肤的皱褶处容易藏有污垢。勤洗澡才能清除汗垢污物，有效杀灭细菌，保持幼儿身体健康。

保育师应帮助并指导幼儿洗澡，培养其爱清洁、讲卫生的生活

笔记栏

习惯。

1. 做好洗澡准备

（1）幼儿洗澡前，保育师应为其准备好浴巾、毛巾、洗发露、幼儿沐浴露或香皂、防滑拖鞋、换洗衣物、爽身粉、痱子粉等。

（2）保育师应调节好浴室内的温度，室内温度以 24 ～ 28℃为宜。

（3）保育师应帮助幼儿将洗澡的水温调兑适中，水温应控制在 38 ～ 40℃。

2. 掌握洗澡的步骤

保育师应指导幼儿掌握洗澡的步骤，使幼儿学会洗澡，爱上洗澡，并能安全洗澡。幼儿洗澡的步骤如下：①将身体全部淋湿。②用手搓洗全身，重点搓洗脖子、腋窝、大腿根、脚趾等易藏匿污垢的地方。③搓洗干净后用清水冲洗。④全身涂上幼儿沐浴露或香皂，搓洗出泡沫，再用清水冲洗干净。⑤头发涂洗发露，双手轻轻揉搓头发及头皮至泡沫丰富后，用清水冲洗干净。此时，要注意及时处理幼儿在洗澡过程中的眯眼问题。泡沫进入眼睛时，保育师需及时帮忙处理，用毛巾擦净幼儿眼睛周围的泡沫，然后让幼儿微闭双眼，用清水冲洗双眼，直至眼睛舒服为止。⑥洗澡结束后用浴巾擦干幼儿身体，并用毛巾擦干头发及脸。

小检测

今天是薇薇老师值夜班，负责给孩子洗澡。如果你是薇薇老师，应该如何完成这次洗澡工作呢？请详细写出你的实施方案。

3. 掌握洗澡的注意事项

（1）注意幼儿洗澡时间不宜过长，以 5 ～ 10 分钟为宜。

（2）洗澡前先热身，做散步、拉伸等热身运动，以避免出现晕厥、抽筋现象，热身的时长及强度以身体微热、不出汗为宜。

（3）冬季洗澡的最佳顺序是：先洗脸，再洗身，最后洗头。这是因为冬季气温低，刚进入浴室血液会集中在内脏和头部，如果先洗头可能会导致幼儿头部血液流通不畅，甚至发生晕厥。

（4）幼儿洗澡时，不要反锁浴室门，以免发生意外时增加救援

笔记栏

难度。

（5）夏季洗完澡，可在幼儿颈部、腋窝、大腿根等褶皱较多的部位涂爽身粉、痱子粉等。

（6）冬季洗完澡后，可以在幼儿身体上涂润肤油，以防止皮肤干裂，保持皮肤湿润。

（7）夏季比较炎热，幼儿洗澡次数以每天 1 ～ 2 次为宜；秋冬季节比较干爽且温度低，幼儿洗澡次数以一周 2 ～ 3 次为宜。若只为幼儿清洗臀部，注意从前往后擦洗，避免洗湿裤子。

（8）幼儿洗澡结束后，保育师应及时叮嘱幼儿穿上干净衣服，并立即用电吹风的暖风将其头发吹干，防止幼儿受风着凉。

总之，保育师在指导幼儿洗澡的过程中，要时刻陪在幼儿身边，以便及时应对突发情况。

育婴专栏

给婴儿洗澡一般可以在喂奶前 30 分钟进行，最好先排便后再洗澡。洗身体时，保育师先用柔软的湿巾纸清洁婴儿的屁股，再拿掉裹住婴儿的浴巾，把左手放在婴儿的肩颈部位并握住婴儿的左臂，将右手插入婴儿的右腿下面，并握住其左腿，之后轻轻地把婴儿放入浴盆，使婴儿的肩部露出水面，下半身浸入水中。婴儿洗澡时的姿势是半躺半坐。保育师可以用少量水轻拍婴儿胸部，当婴儿全身放松后，先洗其双手和肩膀，然后是前胸和腿，要用软毛巾彻底清洁婴儿的肌肤，特别是皮肤多褶皱处，如颈部、腋下、腹股沟，还要特别清洁原来涂抹爽身粉的地方，以免毛孔堵塞引起毛囊炎。洗完后，保育师用干浴巾裹住婴儿，将婴儿从浴盆中抱出放好，然后用毛巾轻柔地擦干婴儿的全身，要特别注意擦干皱褶处。

步骤二　任务实训

教师和同学们可以灵活地组织实训活动，每节课可以选择一个或几个活动，也可以组织综合活动。本书提供的实训活动一般以小组为单位开展，每小组以 6 人为宜。同时建议以小组为单位开展实训评价，每个实训任务结束后，及时在实训评价表中开展评价。

实训一：讨论如何培养幼儿洗手、洗脸、刷牙和漱口的良好习惯

（1）组内讨论如何培养幼儿洗手、洗脸、刷牙和漱口的良好习惯。每组提供 1 个方案，设计方案思路如下。

盥洗活动案例

活动设计方案

班级：__________　设计人员：_______

活动目标：______________________________

活动指导思想：__________________________

活动对象：______________________________

活动过程：______________________________

（2）组内推选一人，在班级介绍组内方案。

（3）开展组间评比，所得名次可以作为本项目教师评价和评分的参考。

实训二：模拟指导幼儿洗手、洗脸、刷牙和漱口

（1）将组内 6 名同学分为 3 组：2 名模拟保育师，2 名模拟小班幼儿，2 名模拟大班幼儿。

（2）2 名保育师分别指导小班、大班幼儿洗手、洗脸和漱口。

（3）2 名保育师分别用牙齿模型讲解刷牙步骤。

（4）组内成员轮换，再次进行练习。

步骤三　实训评价

实训评价表如表 6-4 所示。

表 6-4　实训评价

实训	评价要点	评价标准	自我评价	组内评价
讨论如何培养幼儿洗手、洗脸、刷牙和漱口的良好习惯	掌握培养幼儿洗手、洗脸、刷牙和漱口良好习惯的方法	掌握两个以上培养幼儿洗手习惯的方法		
		掌握两个以上培养幼儿洗脸习惯的方法		
		掌握两个以上培养幼儿刷牙、漱口习惯的方法		
模拟指导幼儿洗手、洗脸、刷牙和漱口	掌握幼儿洗手、洗脸、刷牙和漱口的步骤	掌握幼儿洗手的步骤		
		掌握幼儿洗脸的步骤		
		掌握幼儿漱口的步骤		
		掌握幼儿刷牙的步骤		
实训总评价：优秀□　良好□　合格□　不合格□ 其他评价建议： 教师：				

注：评价标准是基于一般情况而定的，若实际情况不同，也可以稍做调整。“自我评价”和“组内评价”可参照评价标准，概括地评定为“优秀”“良好”“合格”或“不合格”，同时写出评价的理由。“组内评价”一般由组长主持、组内讨论得出，并由组内记录人统一填写。“其他评价建议”由教师根据课堂观察和实训表现，并结合小组实训结果给出。

步骤四　总结提高

记录知识学习和实训操作中遇到的困惑或难题，尝试寻找解决方法，并将自己的学习感悟和收获填入表 6-5。

表 6-5　学习收获

学习中的困惑	解决的方法	学习收获（技巧、方法等）

【知识测试】

一、理论知识试题（共两大题，15 分）

（一）单项选择题（每题 1 分，共 12 分）

1. 洗手前，幼儿应先（　　），以防洗湿袖子。

A. 卷衣袖　B. 抹肥皂　C. 拧水龙头　D. 用毛巾擦

2. 保育师应注意监督、检查（　　）的洗手情况，防止其边洗边玩，敷衍了事。

A. 未入幼儿园不会洗手的幼儿　B. 中大班已学会洗手的幼儿

C. 初入幼儿园正在学洗手的幼儿　D. 未入幼儿园的小婴儿

3. 指导幼儿搓肥皂前应先（　　）。

A. 双手对搓　B. 抹肥皂　C. 用毛巾擦手　D. 把手打湿

4. 幼儿洗手容易忽略的环节是（　　）。

A. 洗手心　B. 洗手指　C. 洗手背　D. 洗手指缝

5. 幼儿用毛巾洗脸期间，应指导幼儿清洗毛巾（　　）次。

A. 3 ～ 4　B. 1 ～ 2　C. 0　D. 5

6. 保育师对幼儿盥洗的指导应该（　　）。

A. 集中指出错误　B. 一次练习

C. 让幼儿认真看　D. 反复让幼儿练习

7. 保育师指导幼儿洗脸时应注意（　　）。

A. 使用脸盆　B. 使用流动水　C. 使用纸巾擦　D. 在洗澡时进行

8. 毛巾清洁消毒后应该（　　）。

A. 重叠挂放　B. 半重叠挂放

C. 不挂放摞起来　D. 彼此不重叠挂放

9. 给幼儿洗臀部应注意避免（　　）。

A. 从前往后擦　B. 洗湿裤子　C. 提前排大便　D. 提前排小便

10. 幼儿使用的牙膏应该是（　　）。

A. 成人牙膏　B. 普通儿童牙膏

C. 含氟儿童牙膏　D. 强力薄荷味牙膏

11.（　　）的幼儿可以学习从后向前挤牙膏。

A. 托班　B. 小班　C. 中班　D. 大班

12. 指导幼儿刷牙的原则是（　　）。

A. 横刷　　B. 全部竖刷

C. 切牙竖刷，磨牙横刷　　D. 除上下磨牙的牙冠外，全部竖刷

（二）判断题（每题 1 分，共 3 分）

1. 幼儿的牙刷应该是大头的。（　　）

2. 应提醒幼儿在洗脸前先擤鼻涕。（　　）

3. 洗过屁股的毛巾应放在公用盆中清洗消毒。（　　）

二、实操技能演练（共 2 题，15 分）

1. 分析下面的案例。（6 分）

小班幼儿进入幼儿园第 2 周，保育师小王老师想：孩子们情绪基本稳定了，该学学自己洗脸了。于是她取来了毛巾和大塑料娃娃。“瞧，谁来了？（出示娃娃）我们都很想跟它做好朋友，可它的脸脏了，我们先帮它洗干净好吗？”小王边说边做示范，拧干水，擦眼睛、鼻子、嘴巴，再擦额头、脸、下巴，最后擦脖子、耳朵。“好，娃娃讲卫生了，我们一起玩吧！”

分析上述案例中保育师做法是否正确，并阐明原因。

2. 根据情景回答问题。（9 分）

盥洗室内清洁通风，水池下水道无头发污物，地面上有一两摊水，每隔一个水龙头有一块肥皂，保育师带领一群孩子进入盥洗室洗手、洗脸。

由于孩子人数太多，保育师要求孩子们一个接一个排好队轮流洗手。幼儿洗手时，先湿手，然后随意搓了搓肥皂就冲洗，洗完后用力甩手，把水甩到后面的幼儿身上。保育师在一旁只是提醒幼儿动作迅速一些，小心滑倒。

幼儿从排放整齐的毛巾架上取下自己的毛巾，来到水龙头前面，幼儿用干毛巾擦了擦鼻子后就打开水龙头开始洗脸，先擦前额、眼睛，再擦鼻子、嘴巴，然后就关上水龙头将毛巾挂回原处。保育师一直站在毛巾架旁提醒幼儿不要拿错别人的毛巾或挂错地方。

（1）找出保育师指导幼儿洗手、洗脸工作中出现的工作失误，并指出相应的正确做法。（6 分）

（2）洗脸的正确步骤应由哪几步组成？（3 分）

【项目考评】

项目综合考评单如表 6-6 所示。

表 6-6　项目综合考评单

任务	考核点	建议评分标准	教师评分
幼儿盥洗前的准备	实训活动总评价（满分 30 分）	根据实训评价表评分。建议：优秀（25～30 分）；良好（20～24 分）；合格（10～19 分）；不合格（0～9 分）	
	学习收获（满分 5 分）	善于思考和总结，对任务有很好的掌握和收获（3～5 分）；对任务有一定的掌握和收获（0～2 分）	
幼儿盥洗时的照护	实训活动总评价（满分 30 分）	根据实训评价表评分。建议：优秀（25～30 分）；良好（20～24 分）；合格（10～19 分）；不合格（0～9 分）	
	学习收获（满分 5 分）	善于思考和总结，对任务有很好的掌握和收获（3～5 分）；对任务有一定的掌握和收获（0～2 分）	
知识测试（满分 30 分）：			
总评分（满分 100 分）：			

注：在项目结束提交本表格给教师评分时，将项目中每个任务的“实训评价表”“学习收获表”和“知识测试”一同拍照提交。

【个性考评】

教师可以针对学生情况，与学生们一起设置班级的个性考评单。个性考评单可以直接写在下方，也可制作成电子版打印后粘贴在此处。

项目七 幼儿来园、离园照护

学习目标

1. 知识目标

· 了解幼儿来园、离园照护工作的任务及职责。

· 掌握幼儿来园前、离园后托幼机构的环境设施清洁、消毒的规范操作和要求。

· 了解不同类型幼儿离园时的情绪指导和处理方法。

· 掌握幼儿来园时的晨检内容。

2. 技能目标

· 对幼儿来园前、离园后托幼机构的环境设施进行清洁、消毒规范操作。

· 模拟幼儿来园活动的游戏玩具材料的准备工作。

· 妥善处理幼儿携带来园的衣物、玩具、图书等物品。

· 组织幼儿收拾活动室。

3. 素养目标

· 积极参与和学习来园、离园照护工作，主动学习和家长沟通等技能，提高专业素养。

· 能主动获取并整理有关幼儿来园、离园照护工作的有效信息，并进行总结与反思，提高学习能力。

· 体会幼儿来园、离园照护的内涵及其多元价值，建立善始善终的工作态度。

· 通过对幼儿来园时焦虑情绪的疏导和离园时不舍情绪的纾解，体会保育师的重要性和工作价值，树立积极的价值观和职业观。

学习建议

· 幼儿来园照护：建议 4 学时。

· 幼儿离园照护：建议 4 学时。

思维导图

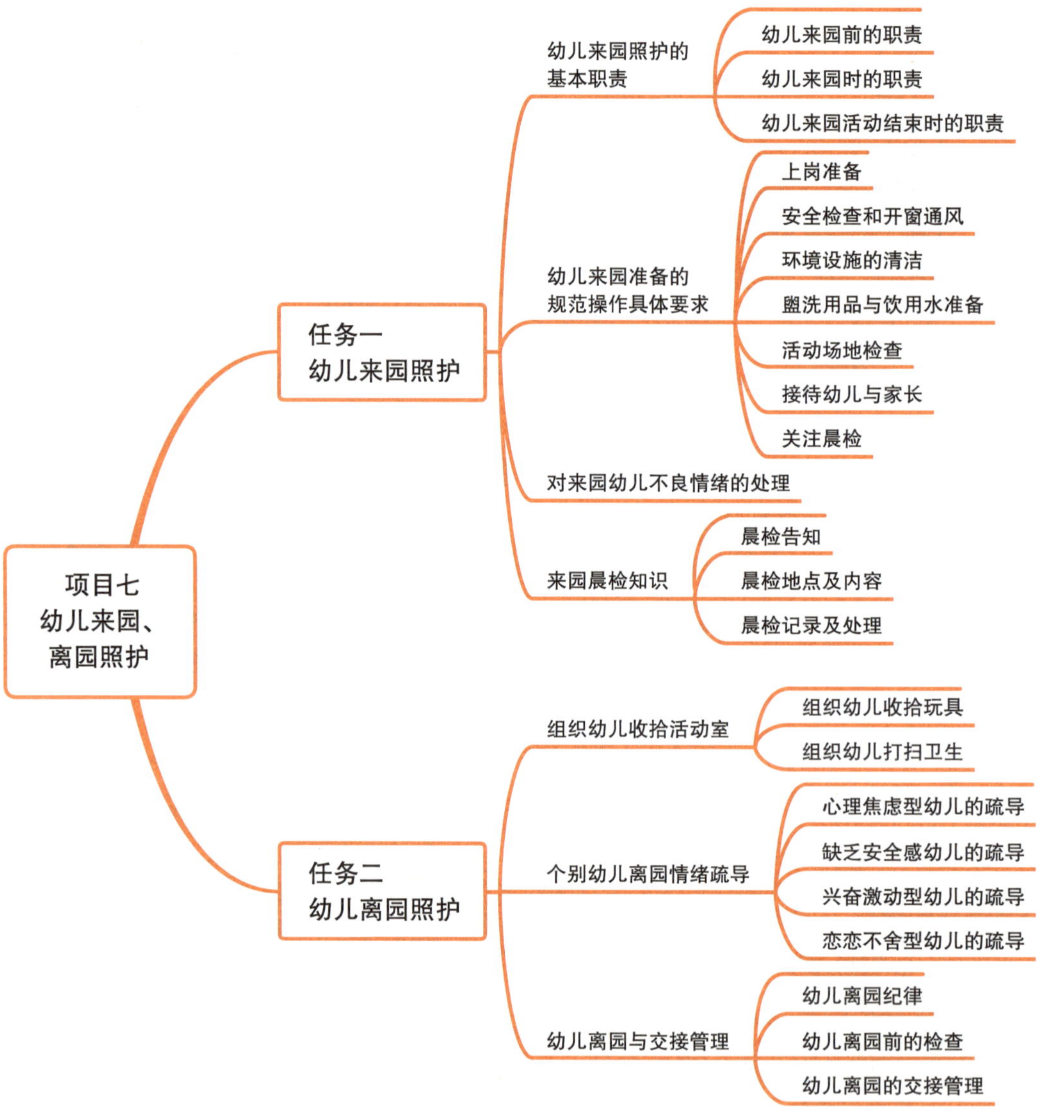

项目七
幼儿来园、
离园照护
任务一
幼儿来园照护
幼儿来园照护的
基本职责
幼儿来园前的职责
幼儿来园时的职责
幼儿来园活动结束时的职责
幼儿来园准备的
规范操作具体要求
上岗准备
安全检查和开窗通风
环境设施的清洁
盥洗用品与饮用水准备
活动场地检查
接待幼儿与家长
关注晨检
对来园幼儿不良情绪的处理
来园晨检知识
晨检告知
晨检地点及内容
晨检记录及处理
任务二
幼儿离园照护
组织幼儿收拾活动室
组织幼儿收拾玩具
组织幼儿打扫卫生
个别幼儿离园情绪疏导
心理焦虑型幼儿的疏导
缺乏安全感幼儿的疏导
兴奋激动型幼儿的疏导
恋恋不舍型幼儿的疏导
幼儿离园与交接管理
幼儿离园纪律
幼儿离园前的检查
幼儿离园的交接管理

项目探索

1. 托幼机构的来园照护工作直接影响幼儿在托幼机构一天的情绪，也会影响家长的心情和对托幼机构的印象。请同学们查阅相关资料，然后小组合作探讨，试着总结出幼儿来园照护工作的主要内容和相应的意义，并填写表 7-1。

表 7-1 幼儿来园照护工作的主要内容和意义

幼儿来园照护工作的主要内容	意义

2. 保育师为什么必须做好幼儿离园环节的照护工作？如果疏忽其中的某项会导致什么后果？请同学们查阅相关资料，并填写表 7-2。

表 7-2 幼儿离园照护工作疏忽的后果

幼儿离园照护工作的主要内容	疏忽的后果
提醒幼儿做好相关生活准备	
做好与家长的交接工作	
安抚个别幼儿离园情绪	
消毒清洁、安全检查和整理工作	

笔记栏

任务一　幼儿来园照护

任务导入

托幼机构的来园照护工作直接影响幼儿一日生活的质量。同时，不同年龄的幼儿在来园环节表现出的情绪和状态各不相同。这就需要保育师根据幼儿身心发展的特点与成长规律，紧紧围绕幼儿来园照护要求，以保健、教育等因素为基本出发点为幼儿营造舒适的生活环境，吸引幼儿积极参与自我服务、适应环境、集体游戏等来园活动，使来园环节真正成为幼儿一天美好生活的开始。

任务目标

讨论总结幼儿来园照护工作要点，用模拟的方式完成晨检及来园接待等活动，掌握幼儿来园照护的相关知识与技能。

任务准备

以下物品为每组一套（以 6 人一组为例），每组需准备的材料有：

（1）音像设备：摄像机（可以用手机代替）、视频播放设备（所有组共用 1 套）。

（2）晨检用品：压舌板、手电筒、晨检牌、消毒棉球或毛巾、体温计、药品记录单 2 套。

任务实施

步骤一　知识准备

一、幼儿来园照护的基本职责

1. 幼儿来园前的职责

（1）做好个人上岗准备。

（2）做好安全检查和开窗通风等工作。

（3）做好活动室、寝室、盥洗室的环境卫生，保持室内地面清洁干爽，防止幼儿摔倒。

笔记栏

（4）有序摆放好物品（图 7-1），准备好幼儿生活用品。

（5）准备好晨检用品。

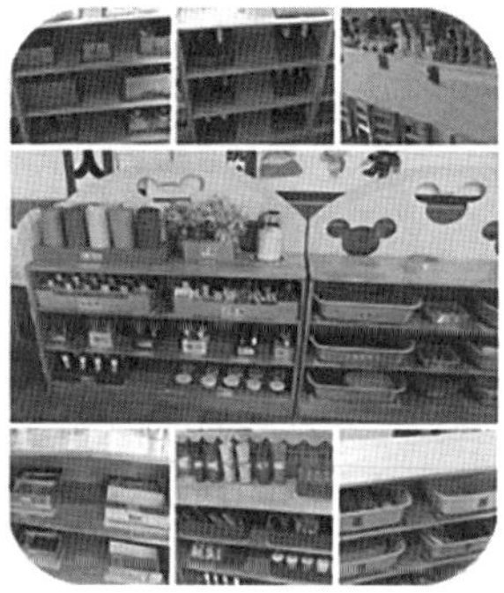

图 7-1　有序摆放物品

2. 幼儿来园时的职责

（1）热情接待幼儿及家长，培养幼儿的讲礼貌的行为习惯，并抓紧时间和家长就幼儿的健康情况进行交流，了解幼儿的身体状况。

（2）根据气候，关注并指导幼儿穿着合适的衣服，结合天气状况帮助幼儿穿脱外套、换鞋子，并将幼儿所带物品有序地摆放在指定位置。

（3）对幼儿进行安全检查，确保幼儿安全。检查幼儿是否带有危险品，如有随身携带，须让家长带回或教师帮忙收起来。

（4）配合教师组织活动，细心观察，适时指导个别需要帮助的幼儿。

3. 幼儿来园活动结束时的职责

（1）培养幼儿整理和归置玩具的能力。

（2）了解晨检情况，清楚了解需要特别照顾的幼儿，确定缺席的幼儿人数，并及时向缺席幼儿的家长确认，并了解幼儿缺席的缘由。

二、幼儿来园准备的规范操作及具体要求

幼儿来园准备的工作流程为：上岗准备—安全检查和开窗通风—环境设施的清洁—盥洗用品与饮用水准备—活动场地检查—接待幼儿与家长—关注晨检，具体操作要求如下。

来园准备规范操作

1. 上岗准备

（1）洗净双手：用洗手液和流动水洗净双手。

（2）整理仪表：换上干净的工作服，佩戴工牌，不佩戴首饰，不涂指甲油，不留长指甲，不披长发，不穿高跟鞋和拖鞋（图 7-2），面带微笑地准备与即将来园的幼儿和家长交流。

笔记栏

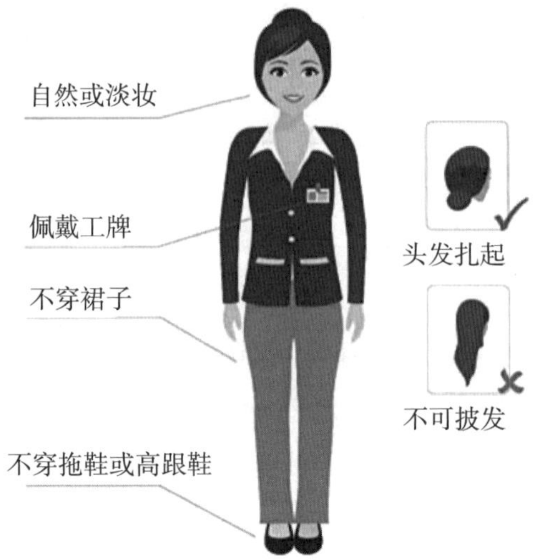

图 7-2　保育师着装参考

2. 安全检查和开窗通风

（1）安全检查。①安全检查。到岗后，首先快速检查班级整体环境是否安全，查看班级物品摆放（如家具、桌椅、玩具）、地面、门窗、自然角等是否有异样。如发现异常，应立即报告有关人员及园领导，做好安全排查处理。检查电器插座是否漏电，外接电源线板是否外露在幼儿能触摸到的地方，防止幼儿触电。

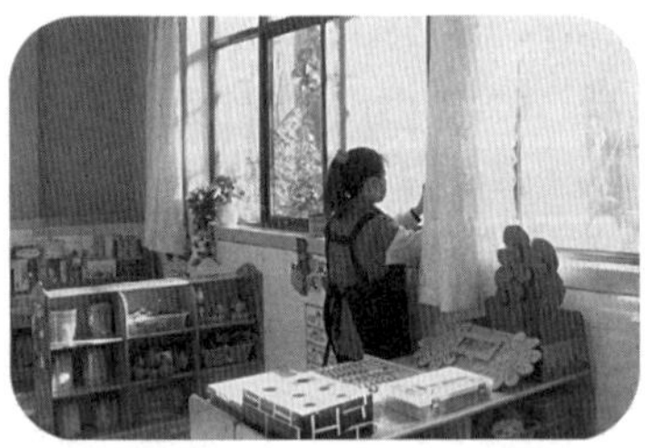

图 7-3　开窗通风

（2）开窗通风（图 7-3）。对活动室、寝室和盥洗室开窗通风。根据气候及风力大小，掌握开窗通风的时间。活动室、寝室每日至少开窗通风两次，冬季一般开窗通风 10 ～ 15 分钟，室内温度保持在 16 ～ 22℃，夏季室温保持在 24 ～ 26℃。在不适宜开窗通风时，每日应采取其他方法对室内空气进行消毒 2 次。对于活动室，在室内外温差较大时，应在幼儿户外活动时进行通风。对于寝室，开窗通风的时间应在幼儿睡眠前后，睡眠时间如需通风，则应避免空气对流，禁止直吹幼儿。即便在相对寒冷的冬季，也应在幼儿进入寝室前，开窗换气 10 分钟左右。对于盥洗室，只要天气允许就保持全天开窗通风，保证盥洗室内无异味，防止空气污染和地面过度湿滑。如果盥洗室没有窗户，应将排风扇打开。

笔记栏

3. 环境设施的清洁

（1）活动室的清洁。做好活动室内、幼儿伸手触及处（台面、柜面、教室门把手、窗台）的清洁工作。消毒时要用浓度为 100 ～ 250 毫克 / 升的含氯消毒液。消毒使用的抹布要勤搓洗，用后挂在有标签的固定地方。

活动室清洁一般按照从上到下、从左到右、从里到外的顺序进行，即开窗通风后擦拭灯具、清洁墙壁、擦拭门、擦拭窗、清洁玩具柜、擦拭桌椅、清洁教学设备、清洁地面等。一般要求介绍如下。

每月清洁灯具两次，要将灯的开关、灯管、灯罩等处擦拭干净。擦拭灯具的过程为：①用半干抹布擦拭灯的开关，将开关、开关面板以及开关面板周围擦拭干净；②断电后，踩上折叠梯，先用半干抹布将灯管、灯罩擦拭干净，再用干抹布将灯罩上的水渍擦干。注意：清洁灯具前一定要先断电，踩着折叠梯擦拭灯具的时候一定要注意个人安全。

每日在幼儿来园前或离园后擦拭一次墙壁。清洁墙壁时，为了避免室内尘土飞扬，先用湿抹布擦拭瓷砖围墙，再用干抹布拭去水渍。注意：如果墙面粘贴无纺布，需按托幼机构规定清洁墙面。

每天至少清洁一次门框和门把手，使其干净无痕。每两周擦拭一遍门玻璃，使之干净，无水渍、污渍和擦痕。擦拭门框、边棱时，要从上到下，用干净的半干抹布擦拭。擦拭门主体部分的正反两面时，要从上到下，用干净的半干抹布擦拭。擦拭门把手时，先用干净的湿抹布擦一遍，再用经消毒液泡过的湿抹布擦拭一遍并滞留 10 ～ 15 分钟，最后用干净的半干抹布擦一遍。

日常清洁窗棂和窗台，两周清洁一次窗户玻璃。要用干净的半干抹布擦拭窗棂、窗台，暴露在外的暖气还要擦拭暖气管和暖气片。用干净的湿抹布和干抹布分别擦拭玻璃，使之无尘土、无擦痕，遇到顽固的污渍可以蘸取适量的去污粉用力擦拭几遍。注意：清洁纱窗时，先用两块湿抹布在纱窗的内外两侧相对擦拭，清洁尘土，再用清洁的湿抹布擦拭干净。

每日清洁一遍玩具柜（或玩具筐），将玩具摆放整齐。每周清洁、消毒一遍玩具。清洁玩具柜的过程为：①用干净的半干抹布将玩具柜

笔记栏

内外侧各擦拭一遍，将尘土擦去（如有玩具筐，要用干净的半干抹布擦拭一遍）；②按玩具的材质、种类对玩具进行分类清洁，然后分类收纳到对应的玩具柜（或玩具筐）中，并摆放整齐。

桌椅每日至少清洁一遍，桌子每餐前必清洁。擦拭桌椅时要采用“清—消—清”的清洁消毒方法。

所有教学设备和家具每日清洁一次。清洁教学设备时，要用半干抹布沿着几字形擦拭白板，将灰尘擦掉。用半干抹布将计算机、计算机桌，确保计算机显示屏、主机、鼠标、键盘缝隙等所有能够看到、够到、碰到的地方都无尘土。用半干抹布认真擦拭钢琴外壳、键盘以及键盘缝隙，使之无灰尘，无擦痕和水痕，擦干净后用苫布将钢琴盖好。

地面要每日清洁。清洁地面的过程为：①用打湿的扫帚扫地，由活动室里面向门口方向清扫，扫地时一定要将扫帚压住，免尘土飞扬，清扫后应及时将垃圾收起；②拖地时，要选择半干的拖把，先把家具及物品下方的地面拖净，再拖其他位置的地面，要压住拖布，从左向右横着拖，要倒退着由里向外拖地，以防把刚拖过的地踩脏。注意：拖到墙边时不要抬起拖布，可将拖布用力一转，把脏物带走；应为不同房间准备专门的固定拖把，拖把用完清洗后要放回标有标识的固定位置，不可混用。

活动室清洁消毒要达到如下效果：①墙面无灰尘、无污垢、无涂抹、无蛛网。②墙上附属物（开关插座、安全线路、电扇、灯具、张贴物等）无积灰；张贴物和悬挂物无过时、松动、脱落现象。③门、窗、玻璃无污迹、无积灰；窗户明亮，光线充足。④柜子表面无灰尘、无杂物，玩教具摆放整齐。⑤桌子、凳子摆放整齐，桌面、凳面无污垢。⑥电器（空调、电视机、VCD 机、电子琴等）表面无积灰、无杂物。⑦地面要求整洁、无垃圾、无污渍、不潮湿，以免幼儿滑倒。

（2）寝室的清洁。寝室清洁一般按照以下顺序进行，即开窗通风后清洁窗帘、擦拭灯具、清洁墙壁、擦拭门、擦拭窗、整理床铺、清洁地面、摆放拖鞋、洗刷拖鞋等。灯、墙壁、门、窗、地面的清洁可参考活动室清洁的方法。其他清洁过程介绍如下。

清洁窗帘的过程为：①踩上折叠梯，将窗帘小心取下；②先全面浸泡，再用洗涤剂重点清洗有污渍处；③进行手洗或机洗；④洗干净的窗帘应放在太阳下暴晒，晾干后原位悬挂。

清洁床铺的过程：①用半干的抹布按照从上到下的顺序进行擦拭，先床头，再床栏、床框，最后床腿等处；②将床单、褥子铺平并清扫铺面；③将被子叠好，并摆放整齐。注意：定期对床垫被进行抽查，查看有无异物和垃圾，并做到及时清理。对个别幼儿出现随意扔垃圾情况的，要有意识地、有针对性地引导和提示，以帮助幼儿养成不随意丢垃圾的习惯。

清洗和摆放拖鞋的过程：①将洗涤剂放入事先准备好的温水中，用力搅拌，使洗涤剂更好地溶解，然后将鞋子放到水里泡一会儿；②用刷子反复地刷几遍，然后用清水冲洗干净；③用 1 ∶ 100 的 84 消毒液浸泡 30 分钟进行消毒；④清洗干净后在阳光下暴晒；⑤将干爽的拖鞋收放到鞋柜里或鞋架上。

寝室清洁要达到如下效果：①寝室清洁、无杂物，床下无积尘、无垃圾；②床上用品摆放整齐，无杂物；③鞋柜无积尘，鞋子干净且摆放整齐、有序。

（3）盥洗室的清洁。盥洗室清洁工作的一般程序：开窗通风后清洁洗手池、便池、灯具、门和墙壁，擦拭窗、清洁地面、清洁卫生用具、处理垃圾等。清洁灯具、擦拭窗的过程具体可参考活动室清洁的方法。清洁洗手池和便池可参考如厕和盥洗相关内容。其他方面的清洁介绍如下。

清洁门和墙壁的具体过程：①从上到下，用干净的半干抹布擦拭门框和门边棱；②从上到下，用干净的半干抹布擦拭门主体部分的正反两面；③用洁净的湿抹布擦拭门把手，如果遇到顽固污渍，则要用清洁剂彻底擦拭污渍，最后用干抹布擦拭门把手；④从上到下，用干净的半干抹布擦拭盥洗室墙壁。注意：每日擦洗门框及墙壁一次，保持干净，确保无污渍和手印。

清洁地面的具体过程：①用扫帚将地面清扫干净，重点清扫柜子底、洗手池台面下、暖气管与地面的死角处等；②用半干拖布拖地 2 ～ 3 遍，直至地面无水迹、无污渍。

清洁卫生用具的具体过程：拖布应分类清洗，保持干净、无异味；

笔记栏

拖布池应保持干净、清洁，无杂质和水渍；将毛巾、手套分别搓洗干净，遇到顽固污渍，先用洗衣粉搓洗，然后用清水冲洗干净，分类挂在固定位置。注意：应将消毒剂、卫生纸、洗脸盆等物品存放在高柜中。

垃圾处理的具体过程：①戴好手套，把垃圾袋从垃圾桶中取出，将袋口扎紧；②将干净的垃圾袋套在垃圾桶上，将垃圾袋的边缘压紧，防止袋子脱落；③将扎紧的垃圾袋放在指定的位置，脱去手套，清洁双手。注意：在幼儿离园后处理垃圾，每日一次。

盥洗室清洁要达到如下效果：①水池整洁干净，下水管处无污物；②坐便器、小便器等洁净，无黄渍、无臭味；③香皂、洗手液、卫生纸等摆放及时；④墙角、灯具等目视无污渍、灰尘、蜘蛛网；⑤地面无污渍、无积水、无杂物；⑥卫生用具干净整洁，摆放有序。

4. 盥洗用品与饮用水准备

（1）准备盥洗用品。根据托幼机构的实际情况准备好幼儿的擦手毛巾，盥洗室内的洗手肥皂、手纸等。

（2）准备好饮用水。倒掉隔夜水，清洗好保温桶，再加入温度适宜且足量的饮用水，将干净的水杯及餐具放在指定位置，方便幼儿取放。

5. 活动场地检查

（1）检查活动场地，保持活动场地的清洁、干燥。

（2）检查活动器材是否完好，如有破损应及时处理；大型户外器械破损要及时报告给院内设施管理部门，并暂时停用。

6. 接待幼儿与家长

用愉快的情绪、热情的态度接待幼儿与家长，耐心倾听家长嘱托，做好幼儿物品的交接工作；对双方需要沟通的问题及时交换意见，并提醒幼儿与家长道别。

7. 关注晨检

人牌对应，关注晨检结果，了解出勤幼儿的晨检状况。若有幼儿出现异常，应在一日生活中对该幼儿多加关注，如协助教师做好当日需服药幼儿的全日观察等。

三、对来园幼儿不良情绪的处理

笔记栏

幼儿来园时，保育师应有意识地与幼儿聊天，安慰个别情绪不稳定的幼儿、生病的幼儿，疏导幼儿来园时的负面情绪，具体方法有以下几种。

（1）抱一抱。拥抱哭闹的幼儿，给予安慰。

（2）哄一哄。用温柔的声音转移幼儿的注意力。例如，引导幼儿聊天，减少其哭闹的频率。在聊天中，逐渐稳定和平复幼儿的情绪。

（3）查一查。通过给家长打电话和发短信，了解幼儿哭闹的原因。

（4）定一定。和家长共同商讨解决幼儿哭闹的方法，以达成共识；鼓励他们把不良情绪宣泄出来。

另外，保育师需要为在活动或人际交往等方面有困难的幼儿提供帮助。引导幼儿在自己喜欢的区角活动，并帮助有交往困难的幼儿加入其他幼儿的活动，这些都会使幼儿感受到被尊重和关爱，从而以愉快的心情投入一日生活中。保育师也能从个别交流和教育过程中，更深入地了解幼儿，与幼儿建立更深厚的感情。

小提示

幼儿来园活动中的安全隐患

（1）来园前设施设备检查不到位。插座、剪刀等危险物品没有进行专门保管，幼儿来园后摆弄或触碰，导致触电、受伤等。

（2）已消毒的保温桶没有及时上锁，幼儿碰到热水导致烫伤。

（3）开窗通风时，窗台的窗钩没有搭好，风可能吹落窗台上的杂物等，砸伤幼儿。

（4）幼儿来园前，地面打扫不彻底，有水渍、油渍等污物残留，幼儿容易滑倒。

（5）幼儿从校车下车时，保育师没有清点人数，把个别下车慢或“开小差”的幼儿留在车上。

（6）对于没有来园的幼儿，保育师没有及时向家长确认。

（7）活动室内的用具摆放不合理，室内不够宽敞明亮，投放的物质材料较多，障碍物多，不便于幼儿活动，容易因拥挤发生

笔记栏

意外。

（8）活动室内的橱柜表面不够光滑，有尖锐的棱角、木刺或钉子，容易伤到幼儿。

（9）活动室的橱柜重心偏高，幼儿玩耍时容易将橱柜推倒（或拉倒）而造成伤害。

（10）活动室使用的玩教具材料体积过小、尖锐或带有毒性，幼儿玩耍时容易造成异物入体。

（11）没有对活动室材料进行安全检查，存在安全隐患，如小型玩具损坏、存有裂缝、棱角带刺等；大型活动材料螺丝帽脱落、绳索磨损、金属架生锈断裂等，幼儿在使用时容易发生意外伤害。

四、来园晨检知识

1. 晨检告知

保育师应将以下有关晨检的注意事项告知幼儿家长，并请幼儿家长协助晨检工作。①来园时必须带幼儿参加晨检。②幼儿疑有疾病或传染病迹象，应主动与保健员、教师联系，以便卫生保健员、教师视幼儿病情对其进行全日观察，必要时对其进行隔离。③不要让幼儿带危险物品来园。④幼儿要勤剪指甲，从小养成良好的卫生习惯。

幼儿来园晨检

2. 晨检地点及内容

（1）晨检地点。幼儿晨检的地点一般是托幼机构或教室的门口。

（2）晨检内容。晨检的内容主要包括：一摸、二看、三问、四查。

①一摸。摸额头，用手轻摸幼儿额头，查看有无发热现象，测量可疑者体温。摸两腮，检查是否存在腮腺肿大的情况。

②二看。检查双手，观察幼儿手指甲是否太长，皮肤是否有红点，以排除皮肤病、手足口病等。检查口腔，看上下唇、牙龈有无红点、脓包等异样。检查幼儿舌头上有无红点、舌苔是否太重。观察咽部，让幼儿张大嘴，用压舌板压舌，让幼儿持续发“啊”的音，检查咽部是否有红肿。观察幼儿面色是否正常，眼睛是否有结膜炎，精神状态

笔记栏

是否良好。

③三问。向家长询问幼儿饮食、睡眠、如厕等情况，询问幼儿身体是否有不舒服等。

④四查。查看幼儿有无携带不安全的物品。若发现幼儿携带不安全物品，应及时处理，如放入特定保管柜，后续交给家长。

（3）对于幼儿所带药品的处理。将幼儿药品放在指定的地点，耐心倾听家长的嘱托，热情地与家长交流，请家长在药品记录单上签字（药品记录的内容主要包括：姓名、病名、药名、服用时间、服药剂量）。保育师给药贴上标签，妥善保管好，并按时给幼儿服药，服药前要注意查对药品记录单，并亲自督促幼儿服用。服药情况要做认真记录，防止幼儿不肯服药、乱服药或重复服药。

3. 晨检记录及处理

（1）晨检记录。晨检后，保育师应配合保健员将晨检结果及时登记在晨检记录表上，特别是晨检中发现的异常情况，记录要准确。

（2）晨检发牌。托幼机构可针对具体的晨检结果，制作不同颜色的纸牌，并对应发放给幼儿，以提高幼儿身体状况的辨识度，提醒保育师重点关注病弱幼儿。

（3）晨检异常情况处理。在询问和查看后，保育师若发现有身体发热的幼儿，经体温测量确定后，特别是当幼儿出现发烧、头疼、咳嗽、手上出现疱疹，以及不能确定的症状时，应及时通知家长，及时带身体异常的幼儿到医院诊治。晨检后，保健医、教师、保育师应一起关注幼儿当日情况，如有异常情况，应及时通知家长，及时去医院诊治。

步骤二　任务实训

教师和同学们可以灵活地组织实训活动，每节课可以选择一个或几个活动，也可以组织综合活动。本书提供的实训活动一般以小组为单位开展，每小组 6 人为宜。同时建议以小组为单位开展实训评价，每个实训任务结束后，及时在实训评价表中开展评价。

实训一：幼儿来园照护基本职责介绍

（1）讨论总结幼儿来园照护基本职责，并进行记录。

（2）推举一人介绍本组总结的工作要点，其他组进行评价。

（3）每组成员轮流介绍，开展组间评比。

实训二：角色模拟幼儿来园接待与不良情绪处理

（1）将组内 6 名同学分为 3 组：2 名模拟保育师，2 名模拟幼儿，2 名模拟幼儿家长。

（2）2 名保育师分别接待两对幼儿和家长，在模拟之前组内讨论设定幼儿不良情绪的类型。

（3）组内轮换角色，重新设定幼儿不良情绪类型，进行幼儿来园接待练习。

实训三：角色模拟幼儿晨检活动

（1）将组内 6 名同学分为 2 组：2 名模拟保育师，4 名模拟幼儿。

（2）2 名保育师分别对 4 名幼儿进行幼儿晨检模拟。

（3）轮换角色，再次进行幼儿晨检练习。

步骤三　实训评价

实训评价表如表 7-3 所示。

表 7-3　实训评价

实训	评价要点	评价标准	自我评价	组内评价
幼儿来园照护基本职责介绍	掌握幼儿来园照护的基本职责	幼儿来园前准备的职责要点		
		幼儿来园时的职责要点		
		来园活动结束时的职责要点		
模拟幼儿不良情绪处理	掌握幼儿不良情绪的处理方法	模拟接待幼儿及家长，引导幼儿主动问候老师、与家长道别		
		模拟和家长进行沟通和交流		
		疏导幼儿来园的负面情绪		

续表

<table>
<tr><th>实训</th><th>评价要点</th><th>评价标准</th><th>自我评价</th><th>组内评价</th></tr>
<tr><td rowspan="2">模拟幼儿晨检活动</td><td rowspan="2">掌握幼儿晨检的流程和注意事项</td><td>模拟正确的幼儿晨检操作</td><td rowspan="2"></td><td rowspan="2"></td></tr>
<tr><td>了解幼儿晨检的注意事项，明确哪些是需要特别照顾的幼儿</td></tr>
<tr><td colspan="5">实训总评价：优秀□　良好□　合格□　不合格□
其他评价建议：
教师：</td></tr>
</table>

注：评价标准是基于一般情况而定的，若实际情况不同，也可以稍做调整。“自我评价”和“组内评价”可参照评价标准，概括地评定为“优秀”“良好”“合格”或“不合格”，同时写出评价的理由。“组内评价”一般由组长主持、组内讨论得出，并由组内记录人统一填写。“其他评价建议”由教师根据课堂观察和实训表现，并结合小组实训结果给出。

步骤四　总结提高

记录知识学习和实训操作中遇到的困惑或难题，尝试寻找解决方法，并将自己的学习感悟和收获填入表 7-4。

表 7-4　学习收获

学习中的困惑	解决的方法	学习收获（技巧、方法等）

笔记栏

任务二　幼儿离园照护

任务导入

离园环节是托幼机构一日生活的重要组成部分，是教育过程中不可忽视的重要环节，也是家长们了解托幼机构的一个窗口。如何让这一环节更加有序合理，为幼儿愉快的一天画上圆满的句号，是每一位一线教师都需要掌握的。

另外，该环节还存在许多安全隐患，稍有疏忽，可能会导致不良后果。

因此，作为未来的保育师，一定要明确幼儿离园照护的任务，懂得幼儿离园照护工作的价值，切实履行好幼儿离园照护的职责。

任务目标

讨论总结幼儿离园照护工作要点，用模拟的方式完成幼儿离园交接活动，对幼儿来园、离园安全问题进行讨论，掌握幼儿离园照护的相关知识与技能。

任务准备

音像设备：摄像机（可以用手机代替）、视频播放设备（所有组共用 1 套）。

任务实施

步骤一　知识准备

一、组织幼儿收拾活动室

1. 组织幼儿收拾玩具

在幼儿离园之前，保育师需要组织幼儿将其玩过的玩具、用具等物品归放原位，促使幼儿养成良好的生活习惯。

离园照护基本规范

在组织幼儿收拾活动室之前，保育师需要对幼儿进行集体教育，让幼儿亲自去感受收拾前后的差别，去寻找摆放玩具的最佳方法。

笔记栏

在活动中保育师应鼓励幼儿提出自己的想法，如将翻绳按照颜色摆放，魔方一个一个挨着放等。通过这样的教育活动，让幼儿学会摆放玩具。

保育师可组织全班幼儿每天选一名管理员。在幼儿摆放完玩具后，管理员检查一下其他幼儿是怎么摆放玩具的，摆放是否正确，对其他幼儿起到一个提醒与督促的作用。幼儿在离园环节能做到有序地将玩具放回原位，有利于养成良好的离园习惯。

2. 组织幼儿打扫卫生

使用了一天的活动室总会残留部分垃圾、纸屑或污渍等。保育师可组织幼儿一起整理并打扫活动室。这样既教育了幼儿帮助他人，又能培养幼儿爱劳动的好习惯。

幼儿打扫活动室有游戏的性质，因此保育师在组织幼儿劳动时，应从兴趣出发，不必太注意劳动成果。幼儿在劳动过程中，常常是边玩边做，如洗手绢时会玩肥皂沫，擦桌子时会玩水，为提高幼儿劳动的积极性，保育师在组织幼儿劳动时，不要过分斥责幼儿。

在幼儿劳动过程中，保育师还可以教幼儿念儿歌以提高幼儿的积极性，如“小桌子是我擦的，小凳子是我摆的，小手绢是我洗的，小纸篓是我倒的，不怕脏来不怕累，大家干得劲头足！”

二、个别幼儿离园情绪疏导

在幼儿离园阶段，个别幼儿会出现很大的情绪波动，因此保育师要配合教师做好幼儿情绪疏导的工作，确保幼儿能够安全顺利地离开。

1. 心理焦虑型幼儿的疏导

幼儿离园时会出现以下场景：幼儿在离园时一见到家长，就跑着扑向家长的怀抱，有的不停地叫妈妈，在妈妈的脸上亲了又亲；有的一下子扑到家长怀里，委屈得大哭一场；也有的会一直让家长抱着回家。出现这些问题的原因大多数是因为幼儿初到托幼机构，周围环境的变化让他们感到陌生和无助，甚至出现心理焦虑。

保育师要配合教师运用亲切的身体互动、情景游戏，营造快乐有趣的情绪氛围，使幼儿参与到离园活动当中，保持身心愉悦、放松，

笔记栏

避免出现心理焦虑。

2. 缺乏安全感幼儿的疏导

对于幼儿在离园时反复说要找妈妈的情况，保育师要配合教师运用“情绪抚慰”“巧妙回应”等引导策略，稳定这类幼儿的情绪，增加幼儿的安全感。

3. 兴奋激动型幼儿的疏导

这类幼儿在离园时常常出现打闹、追跑的现象，即使保育师和教师不断地提醒，也不能完全避免。

针对这样的情况，保育师要配合教师给幼儿留出一定的时间和空间，只要没有危险的举动，就不要轻易介入他们的接触或“小冲突”。保育师和教师要随时注意幼儿接触的动向或趋势，如果情况有变化需要介入，要及时跟上并指导。这样处理不仅会给幼儿带来被尊重的感觉，还容易得到幼儿的协助与支持。

4. 恋恋不舍型幼儿的疏导

这部分幼儿都热衷于离园活动，喜欢和小伙伴们一起活动或分享玩具等，即使家长来接也迟迟不肯离园。保育师要配合教师巧妙利用“适当延长”“留有期待”等策略引导幼儿心情愉悦地结束活动，并与家长一起离开。

三、幼儿离园与交接管理

1. 幼儿离园纪律

在幼儿离园的过程中，保育师需要管理好幼儿离园的秩序，保证其遵循离园纪律，确保幼儿能愉悦、安全、顺利地离开。

2. 幼儿离园前的检查

离园前的检查可概括为一看、二摸、三检查。

一看：看幼儿的个人卫生是否良好，是否有精神不振的幼儿。

二摸：摸幼儿的额头观察是否有发热症状，如果有，则要及时与家长联系。

三检查：检查幼儿是否有擦伤碰撞。如果有，在离园时应与家长解释，以免引起误会；检查幼儿是否携带托幼机构玩具回家，如果有，则要及时制止，引导幼儿养成良好的行为习惯；检查幼儿着装是否整齐，是否有落下的物品等。对于小班幼儿，要检查是否有弄湿袖子、尿裤子的情况，如有发现，应及时帮助幼儿更换衣服。

3. 幼儿离园的交接管理

在幼儿离园时，保育师要配合教师做好托幼机构离园时的交接工作，确保将幼儿顺利地交接到家长手中。幼儿离园交接时，保育师、教师应注意以下几点。

（1）与幼儿进行简短谈话。同他们一起回顾一天的生活，表扬好人好事，对他们进行安全教育和礼貌教育，提醒他们回家的注意事项。

（2）检查幼儿仪表是否整洁。提醒幼儿带好回家的用品。

（3）家长来接孩子，可与家长进行简短沟通。向家长介绍幼儿在园情况，对未及时接走的幼儿应组织适当活动等待家长来接。

（4）要防止幼儿走失或被不认识的人带走。

步骤二　任务实训

教师和同学们可以灵活地组织实训活动，每节课可以选择一个或几个活动，也可以组织综合活动。本书提供的实训活动一般以小组为单位开展，以每小组 6 人为宜。同时建议以小组为单位开展实训评价，每个实训任务结束后，及时在实训评价表中开展评价。

实训一：幼儿离园照护要点介绍

（1）讨论并总结幼儿离园照护工作要点。

（2）推举一人介绍本组总结的工作要点，其他组进行总结。

（3）每组成员轮流介绍，开展组间评比。

实训二：模拟幼儿离园情绪疏导与交接

（1）将组内 6 名同学分为 3 组：2 名模拟保育师，2 名模拟幼儿，2 名模拟幼儿家长。

（2）2 名保育师分别接待 2 对幼儿和家长。

（3）组内轮换角色，再次进行幼儿离园情绪疏导与交接活动练习。

实训三：幼儿来园、离园时的安全隐患与预防

（1）分组讨论幼儿来园、离园时存在的安全隐患。将幼儿可能造成的伤

害及其应对办法与预防措施，汇总成表格，填入表 7-5。

表 7-5 来园、离园的安全隐患与预防

幼儿来园、离园时的安全隐患	对幼儿健康可能造成的伤害	应对方法与预防措施

（2）每组完成表格后，汇总给任课教师。

（3）任课教师挑选典型问题，细化应对方法和预防措施后进行讲解。

步骤三 实训评价

实训评价表如表 7-6 所示。

表 7-6 实训评价

实训	评价要点	评价标准	自我评价	组内评价
幼儿离园照护要点介绍	掌握幼儿离园照护的工作要点	根据幼儿年龄特点，采用合适的方式提醒幼儿：收拾玩具、打扫卫生、饮水、排便、整理衣服鞋帽、带回个人物品		
角色模拟离园交接	掌握离园交接的照护工作要点	对个别幼儿离园情绪的指导方法		
		有针对性地与个别家长沟通，给予体弱儿或特殊幼儿的家长科学、合理的指导		
幼儿来园、离园时的安全隐患与预防方法	掌握幼儿来园、离园时的安全隐患与预防方法	来园、离园时的安全隐患以及预防方法		
		明白按流程、按要求操作的必要性和重要性		
实训总评价：优秀□ 良好□ 合格□ 不合格□ 其他评价建议： 教师：				

注：评价标准是基于一般情况而定的，若实际情况不同，也可以稍做调整。“自我评价”和“组内评价”可参照评价标准，概括地评定为“优秀”“良好”“合格”或“不合格”，同时写出评价的理由。“组内评价”一般由组长主持、组内讨论得出，并由组内记录人统一填写。“其他评价建议”由教师根据课堂观察和实训表现，并结合小组实训结果给出。

步骤四　总结提高

记录知识学习和实训操作中遇到的困惑或难题，尝试寻找解决方法，并将自己的学习感悟和收获填入表 7-7。

表 7-7　学习收获

学习中的困惑	解决的方法	学习收获（技巧、方法等）

【知识测试】

一、理论知识试题（共两大题，10 分）

（一）单项选择题（每题 1 分，共 6 分）

1. 冬季幼儿园的适宜室温是（　　）。

A. 12 ～ 15℃　　B. 16 ～ 22℃　　C. 18 ～ 22℃　　D. 25℃

2. 初入幼儿园的幼儿，常常有哭闹、不安等不愉快的情绪，说明这些幼儿表现出了（　　）。

A. 回避型状态　　B. 抗拒性格　　C. 分离焦虑　　D. 黏液质气质

3. 晨检工作应在幼儿每天清晨来园时进行，其主要内容概括起来是（　　）。

A. 看和摸　　B. 提出问题

C. 检查　　D. 一摸、二看、三问、四查

4. 晨检中的“三问”是指（　　）。

A. 向家长了解婴幼儿在家的饮食

B. 向家长了解婴幼儿在家的饮食、睡眠和如厕情况

C. 向家长了解婴幼儿在家的睡眠和吃药情况

D. 向家长了解婴幼儿在家是否吃饭、是否洗脸、是否主动穿衣

5. 药品记录单中不能没有记录（　　）。

A. 药效　　B. 药品成分　　C. 药品副作用　　D. 药名

6. 离园时间到了，幼儿们都陆陆续续回家了，只有奇奇的爸爸还没有来接他。奇奇一遍遍地问老师：“我爸爸什么时候来啊？”他显得非常着急和不安。对于保育师来说，以下哪种行为不正确？（　　）

A. 和奇奇一起做游戏　　B. 安抚奇奇不要着急

C. 先冷处理，等忙完再来安慰　　D. 给奇奇爸爸打电话

（二）判断题（每题 1 分，共 4 分）

1. 幼儿来园进班前，保育师要做好环境卫生、室内通风、安全检查及其他各项准备工作。（　　）

2. 检查幼儿的口袋是为了避免意外事故的发生。（　　）

3. 冬季天气寒冷，活动室和寝室应尽量减少开窗通风，保持室内温暖。（　　）

4. 教具可以放在分类柜中不固定的位置。（　　）

二、实操技能演练（每题 10 分，共 20 分）

1. 分析下列情景中保育师的做法是否正确，并说明原因。

9 月 1 日新学期开始了，孩子们陆续地回园了，中班保育师李某和班主任一起接待孩子。

这时小红来了，小红的妈妈是李某的同学，李某迎上去，热情地打招呼：“老同学，为什么同学会不见你呀！那天可好玩啦！有时间时我们再聊啊。把孩子书包给我，快上班去吧，别迟到了。”

2. 请分析案例中保育师做法的错误之处，并写出正确的做法。

轩轩的家长对老师说，轩轩的手上长了一片湿疹，请老师帮忙喂药涂药。保育师徐老师接过药袋打开看了看，药袋中有一小包药片和一管药膏。

徐老师正准备拿纸笔记录下来的时候，刚好来了另一位小朋友，徐老师忙着接待，就顺手把药袋放在玩具柜上了。

【项目考评】

项目综合考评单如表 7-8 所示。

表 7-8 项目综合考评单

任务	考核点	建议评分标准	教师评分
幼儿来园照护	实训活动总结评价（满分 30 分）	根据实训评价表评分。建议：优秀（25 ~ 30 分）；良好（20 ~ 24 分）；合格（10 ~ 19 分）；不合格（0 ~ 9 分）	
	学习收获（满分 5 分）	善于思考和总结，对任务有很好的掌握和收获（3 ~ 5 分）；对任务有一定的掌握和收获（0 ~ 2 分）	
幼儿离园照护	实训活动总结评价（满分 30 分）	根据实训评价表评分。建议：优秀（25 ~ 30 分）；良好（20 ~ 24 分）；合格（10 ~ 19 分）；不合格（0 ~ 9 分）	
	学习收获（满分 5 分）	善于思考和总结，对任务有很好的掌握和收获（3 ~ 5 分）；对任务有一定的掌握和收获（0 ~ 2 分）	
知识测试（满分 30 分）：			
总评分（满分 100 分）：			

注：在项目结束提交本表格给教师评分时，将项目中每个任务的“实训评价表”“学习收获表”和“知识测试”一同拍照提交。

【个性考评】

教师可以针对学生情况，与学生们一起设置班级的个性考评单。个性考评单可以直接写在下方，也可制作成电子版打印后粘贴在此处。

|附录| 相关政策规范

幼儿保育专业简介

托育机构保育指导大纲（试行）

3—6 岁儿童学习与发展指南

保育师国家职业技能标准（2021 年版）

幼儿照护职业技能等级标准（2020 年 1.0 版）

托儿所、幼儿园卫生保健工作规范

参考文献

[1] 本书编写组．0—3 岁婴幼儿托育机构实用指南 [M]．南京：江苏凤凰教育出版社，2019.

[2] 何小琴 . 幼儿园生活活动组织 [M]．北京：科学出版社，2014.

[3] 芦爱军 . 幼儿园保育 [M]．北京：机械工业出版社，2018.

[4] 潘建明，蒋晓明，任江维．幼儿照护职业技能教材（中级）[M]．长沙：湖南科学技术出版社，2020.

[5] 潘建明，谢玉琳，马仁海．幼儿照护职业技能教材：初级 [M]．长沙：湖南科学技术出版社，2020.

[6] 人力资源和社会保障部教材办公室，中国就业培训技术指导中心上海分中心，上海市职业技能鉴定中心．保育员：四级 [M]．2 版．北京：中国劳动社会保障出版社，2018.

[7] 人力资源和社会保障部教材办公室，中国就业培训技术指导中心上海分中心，上海市职业技能鉴定中心．保育员：五级 [M]．2 版．北京：中国劳动社会保障出版社，2018.

[8] 人力资源和社会保障部教材办公室．保育员：初级 [M]．北京：中国劳动社会保障出版社，2015.

[9] 人力资源和社会保障部教材办公室．保育员：中级 [M]．北京：中国劳动社会保障出版社，2015.

[10] 人力资源和社会保障部教材办公室．保育员 [M]．北京：中国劳动社会保障出版社，2015.

[11] 宋彩虹 . 幼儿生活活动保育 [M]．上海：华东师范大学出版社，2019.

[12] 宋文霞，王翠霞．幼儿园一日生活环节的组织策略 [M]．北京：中国轻工业出版社，2012.

[13] 中国就业培训技术指导中心．保育员：基础知识 [M]．2 版．北京：中国劳动社会保障出版社，2010.

[14] 周昶，尹毅．婴幼儿生活保育 [M]．北京：高等教育出版社，2021.